医学

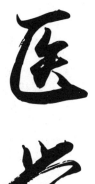

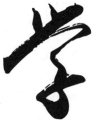

◉ 李群　王平　编著

YIXUE RENWEN JINGSHEN DUBEN

人文精神读本

苏州大学出版社
Soochow University Press

U0379640

图书在版编目(CIP)数据

医学人文精神读本/李群,王平编著. —苏州:
苏州大学出版社,2019.10
ISBN 978-7-5672-2945-7

Ⅰ.①医… Ⅱ.①李… ②王… Ⅲ.①医学教育－人
文素质教育－研究－中国 Ⅳ.①R-05

中国版本图书馆 CIP 数据核字(2019)第 214708 号

医学人文精神读本

李 群 王 平 编著

责任编辑 张 芳

苏州大学出版社出版发行
(地址:苏州市十梓街 1 号 邮编:215006)
镇江文苑制版印刷有限责任公司印装
(地址:镇江市黄山南路 18 号润州花园 6-1 号 邮编:212000)

开本 700 mm×1 000 mm 1/16 印张 10.75 字数 145 千
2019 年 10 月第 1 版 2019 年 10 月第 1 次印刷
ISBN 978-7-5672-2945-7 定价:38.00 元

若有印装错误,本社负责调换
苏州大学出版社营销部 电话:0512-67481020
苏州大学出版社网址 http://www.sudapress.com
苏州大学出版社邮箱 sdcbs@suda.edu.cn

目　录

医学呼唤人文精神，
时代期盼人文回归

　　《妞妞——一个父亲的札记》的写作与出版，让一个父亲一次次残酷地面对爱女之死，而妞妞之死折射出的则是当今医学界人文精神的缺失。这本书，不仅是一个哲学家写的一个不幸的父亲悼念他早夭的爱女的纪实文学作品，更是一部颂扬生命、追问生命、缅怀生命和反省生命的哲理书，书中向当今的医务界发出了一个振聋发聩的声音：

　　医学呼唤人文精神！

　　医学是一门自然科学，又是一门社会科学，更是一门人文科学。对于医学，美国学者、著名生命伦理学家佩里格利诺曾这样评价说："医学居于科学与人文之间，并且非二者中的任何一方，而是包含了双方的许多特性。医学是最人文的科学、最经验的艺术，并且是最科学的人文。"

　　医学浸透着人道主义的精神，闪烁着人性的光辉。医学所具备的各项特征中，第一条就是高度的人文性，医生除了掌握技术外，还要有人文修养和人文精神，强调患者利益至上的原则。医学人文精神是医学赖以产生、存在和发展的重要精神支柱，是医学的灵魂！

　　"健康所系，性命相托"，这是医学神圣的职业特征。作为一名医生，当初选择学医可能出于偶然，但是既然选择了医学，就要用一生的忠诚和热情去对待它，用医学的人文情怀去"除人类之病痛，助健康之完美"。医生的使命是救死扶伤，生命的托付重于泰山。医学不可以轻视，也不可以傲慢，生命需要敬畏，需要用心呵护。

遗憾的是，现实社会中，真正能够把患者当成一个"人"来看待、一切"以患者为中心"的医务人员并不多，恩格尔教授在20世纪70年代提出的"生物—心理—社会"医学模式（相当于"全人"医学模式）在当今医疗实践中被普遍轻视，由此导致了患者就医获得感的低下和医患之间的不信任甚至对抗。哲学家周国平以自己的亲身体验，用文字向我们医务界提出了质疑：

医生的心中是否有"人"？

医生的医德情怀何在？

医学的人文精神何在？

作为一名业内人士，一位医生，一个医院管理者，面对哲学家的质疑，我为当今医疗界感到难过和担心。当今世界，医学科学飞速发展，人们过度强调医学的科学性，却忽略了医学的人文性，导致医患之间的距离日益增大。在迫切需要人文精神滋养和引领的医学领域，现状是如此令人担忧，当前我们医疗卫生队伍的人文状况，可以说是先天基础不牢，后天营养不良。

长期以来的应试教育和高等医学院校医学人文教育的缺失，使我国大部分医务人员都没有接受过系统的医学人文精神的培育，人文知识匮乏，人文积淀薄弱，在思想认识上难以形成系统的人文理念。现阶段，不健全的医疗体制导致了医疗机构在承担医疗职能的同时，还必须在医疗服务的过程中去更多地赢利，加上医务人员重技术轻人文的现状，都进一步弱化了医学人文精神的培育，医务人员人文素质薄弱的状况现在已经变得越来越严重了。

我们经常可以看到各家医院在争相做大业务，争创重点学科，各类机构在争相举办各种新技术新项目学习班，但很少看到有医院在大张旗鼓地创建人文医院，甚至经常举办医学人文讲座的医院也不多见。

关于医学人文，陈竺院士说："医学是一门适宜探讨学术与人文结合的学科。医学具备的特征中，第一条就是高度的人文属性，因为医学的服务对象是人，医学研究和应用的对象是人，医学实践的载体，包括医生、护士、辅助诊断人员、公共卫生人员、基础医学科研人员，也都是人。"

关于医学人文，陈竺院士还说："医学不是纯粹的科学，也不是单纯的哲学，医学充满了科学和哲学，但还涵盖有社会学、人学、艺术、心理学等。"

关于医学人文，吴阶平院士说："医学现代化的一个必要的标志就是：医学活动本身是否具有对生命终极关怀的精神体现。技术只有在这样的精神境界下才有意义和价值；生命只有在这样的氛围下才具有尊严；医生只有在这样的精神支撑下才区别于兽医。"

关于医学人文，胡孟超院士说："医本仁术，医学是一门以心灵温暖心灵的科学。医生之于患者应该像子女之于父母，其首要不在于手术做得如何漂亮，如何名扬四方，而在于如何向患者传递亲人般的温情。"

关于医学人文，钟南山院士说："人文精神是医者的质量和社会责任，无论置身于怎样的环境都不能放弃爱心、责任心和进取心，因为我们看的不是病，而是活生生的患者。如果医师把患者视为亲人，就会对患者倍加关心，就会想方设法为患者解决难题，会把一切名利、得失和风险抛在脑后。"

关于医学人文，巴德年院士说："我鄙视那些把医学当成纯技术的工匠思想。他们只看到了手术刀，看不到手术刀后面的人的存在。教育关键在于人，没有合适的人，刀就危险了。"

关于医学人文，裘法祖院士说："德不近佛者不可为医，术不近仙者不可为医。"

关于医学人文，韩启德院士说："医学必须与人文紧密结合才能够保证正确的发展方向，真正造福于人类。不管医学技术如何变革，相信医学始终是人类情感和人性的表达。医学呼唤人文，医学必须回归人文。救死扶伤的医学领域需要人文把关，培养医疗卫生人才的医学教育领域需要人文引领。"

如今，中国的医生差的不是技术，而是医德，是医学人文精神，是为患者服务的意识。医学与人类是相伴而生的，医学从一开始就是为人服务的，其与人文有着天然的不可分割的联系。一旦忘记了医学从哪里来，如何走到今天的，就会缺乏对医学的目的和要到哪里去的思考，就会迷失了方向。

医生是一种职业，但这种职业是一种高尚而神圣的职业，是一门仁术，一项使命，其核心是人道，是一种善良人性与友爱情感的表达。医疗设备再先进，医疗技术再成熟，医学只有回归了人文，医务人员只有培育了医学人文精神，医学才能实现真正意义上的飞翔。

当今世界既是一个科技引领的时代，也是一个召唤人文精神的时代。科学精神就是求真的人文精神，人文精神就是求善的科学精神，这就是科学与人文的交融。

恪守良医之道，践行人文医学，正视现代医学的局限，回归关怀人性的温暖，已经成为我们这个时代对医务人员的呼唤！

时代期盼人文回归！

人文、人文精神与医学人文精神

　　前文强调医学人文，我们首先要知道什么才是"人文"的内涵。

　　上下五千年，中华民族一路走来，支撑民族精神世界的正是"人文""文明""文化"这三个关键词。它们均源于周文王姬昌所作《周易》（亦称《易》《易经》）。这部堪称中国古代最伟大著作之一的经书，是中国传统思想文化中自然哲学与人文实践的理论根源，是古代汉民族思想、智慧的结晶，被誉为"大道之源"。它内容极其丰富，对中国几千年来的政治、经济、文化等各个领域都产生了极其深刻的影响。

　　《易·贲卦》："刚柔交错，天文也；文明以止，人文也。观乎天文以察时变，观乎人文以化成天下。"其意思是，天生有男有女，男刚女柔，刚柔交错，这是天文，即自然；人类据此而结成一对对夫妇，又从夫妇而化成家庭，而国家，而天下，这是人文，是文化。天文是指天道自然，人文是指社会人伦。治国家者必须观察天道自然的运行规律，以明耕作渔猎之时序；又必须把握现实社会中的人伦秩序，以明君臣、父子、夫妇、兄弟、朋友等等级关系，使人们的行为合乎文明礼仪，并由此而推及天下，以成"大化"。

　　由此可见，人文区别于自然，有人伦之意；区别于神理，有精神教化之义；区别于质朴、野蛮，有文明、文雅之义；区别于成功、武略，有文治教化之义。

　　所谓人文，标志着人类文明时代与野蛮时代的区别，标志着人之所以为人的人性。人文这一内涵，世代相传，绵延了几千年，成为东方文明的基本内核。

理解了人文的内涵，再由人文延及人文精神。

人文精神是指对人类生存的意义和价值的关怀，是一种以人为对象、以人为中心的思想观念，主要包括人的信念、理想、人格和道德等。人文精神是在求取自身生存和发展的过程中，以真善美的价值理想为核心，不断实现自身解放的一种自觉的思想信念和文化准则。可见，人文精神是一种普遍的人类自我关怀，是对理想人生、理想人格和理想社会的全面与和谐发展的不懈追求，是尊重人的价值和精神的具体体现。

具体到医疗卫生系统，我们倡扬医学人文精神，它是人文精神在医疗卫生领域实践过程中的具体体现，一方面具有一般人文精神所具有的本质内涵，另一方面还具有医疗实践的具体特点。医疗实践中的人文精神的表现为医学的人道精神、人文的批判精神与独善的人格精神。

医学人文精神是人们在整个医学领域或医疗实践活动中所涉及、所形成、所追求的精神方面的内容，以及驱使人们进行医学活动的心理指向和意志动力，是对人的生命神圣、生命质量、生命价值和人类的健康与幸福的关注，是对人类身心健康与自然、社会和人之间的和谐互动与可持续发展的关注。

医学人文精神建立在对人类生命的态度上，它是坚持以人为本的医疗实践活动中所凝结的对生命的尊重、关爱和敬畏，它是医学的灵魂。

作为医学极为重要的组成部分，医学人文精神应该为医疗实践的行为者提供充分的行为依据。综合目前学术界的观点，构成医学人文精神的基本要素可以归纳为以下三点：关爱患者、敬畏生命和仁慈博爱。

要素一，关爱患者。

关爱患者是医学人文精神的基本准则，它要求医务工作者首先要理解患者。理解是人与人进行沟通交流的基础，患者作为一个特殊群体，由于在一定时间内遭受了病痛的折磨，身体虚弱，精神不振，情绪容易失控，常会提出一些看似无理或超出医疗工作范围的要求。对此，医生应该以真诚之心，换位思考，理解并尽可能帮助患者。其次要尊重患者。尊重是处理和解决一切问题的重要前提，一方面对患者要一视同仁，另一方面要善于倾听患者的倾诉，有意识地向患者提供吐露心声的平台，以此取得患者的信任。最后要关心患者。关心患者就是要经常了解患者在想什么、身体有何不适、需要医务人员提供怎样的服务。从生活上关心患者，力所能及地帮助患者、安慰患者，让患者树立战胜疾病的信心。

要素二，敬畏生命。

敬畏生命是伟大的人道主义者、丛林医生、1952 年诺贝尔和平奖获得者阿尔贝特·施韦泽提出的生命伦理观点，其本质是倡导生命危难之际的休戚与共。这里的"生命"不仅指人类的生命，还包括大自然中的其他生命。因此，敬畏生命的含义，其一是指人体的自然生命是人类延续和社会活动的自然基础，要尊重每个人生命自由的权力和价值，尊崇"救死扶伤"的人道主义；其二是指要敬畏大自然中的一切生命，如此才可以维持人类生命的延续。医务工作者在医学科学研究和医疗实践中要遵循生态规则，正确对待人的生命和其他物种生命的关系。

要素三，仁慈博爱。

仁慈博爱是医务人员最能体现人文情怀的职业素养，要求对患者关心爱护，以维护患者利益、无损于患者为先。医生这个职业就是为了给饱受疾病之苦和精神蹂躏的患者提供帮助而诞生的，因此医学是一门最具人道主义精神的科学。古人认为"医乃仁术"，今人将医疗技术视为"一切技术中最美和最高尚的"，希波克拉底誓言提出医生的唯一目的就是"为病家谋幸福"。医生在医疗过程中一切都要以患者为中心，最大限度地减少技术、行为上对患者的损害，用心去呵护患者的身心健康。对患者有利无害是医务人员的责任和义务，是医者仁慈博爱之心的最好体现。

医学人文精神，是医学的固有组成部分，是千百年来历代医学大家秉持和传承的衣钵，只要是医学存在一天，医学人文精神就永远为患者所需要。

古代医家的人文情怀

　　祖国医学植根于中国传统文化，蕴含深厚的人文精神，其显著特点是强调医乃仁术、以人为本的道德观，其鲜明标志就是贯穿始终的人文精神。中国古代医家仁爱救人、淡泊名利、治学精勤、医风严谨，体现出高度的责任意识；不贪财色、不分贵贱、不畏艰苦、诚信不欺、淳朴自重，体现出优秀的道德品格；孝敬父母、友爱兄弟、谦和恭谨，体现出儒雅的礼仪风貌……这就是经优秀的中华传统文化熏陶感染积淀凝聚而成的人文精神。

　　事实上，作为一个博爱仁义的民族，我国古代众多医术高明的医家无不心系黎民、志存高远、以医济世、德艺双馨，他们谨慎认真、仁恕博爱，不为名利、不计得失，始终将患者的利益放在第一，其精湛的医术和高尚的医德，散发出人性的光辉。

　　请看，古有神农尝百草泽被天下百姓，黄帝坐明堂论道医理，岐伯述内经开创中医，扁鹊仁心妙手普济苍生，华佗奔走民间解民疾苦，张仲景救贫贱之厄坐堂行医，董奉庐山行医铸就杏林佳话，苏耽救黎民橘井泉香，壶翁游医天下悬壶济世，孙思邈德术并举大医精诚，王叔和不尚空谈躬行实践，钱乙"一心为了孩子"，庞安时为医"不致于利"，曾世荣仁心仁术救患儿，李时珍著《本草纲目》呕心沥血，叶天士求医理四处拜师……医学前辈的高超医术和高尚医德，正是医学本质的人格化表征。

　　为了探索医学，研究药学，寻找到可以治病救人的药物，神农以顽强的毅力和不怕牺牲的精神遍尝百草，就此拉开了中药学的序幕，翻开了华夏文明光芒万丈的篇章。在日尝百草的过程中，他却不幸中断肠草之毒而牺牲了自己。他的这种为人类献身的伟大精神，闪耀出熠熠的人文光芒。他的这种品德，这种道德操守，正是医德的最高境界——胸怀大爱，情系患者，济世救人，奉献一切。

黄帝心系黎民百姓的安危，仿效神农尝百草，多次中毒。为了探索生命科学的奥秘，揭开生命的密码，更好地为民疗疾，保部族平安，他博览群书，遇到不解之处，就向各位医者请教，坐在明堂里与大家一起探讨医理。他与岐伯等医药大师的对话被编撰成一部医学基础理论著作《黄帝内经》，由此创造了中医学，造福于华夏民众。

中华文明博大精深，而独具特色的"岐黄之学"则是中华民族优秀文化极为重要的组成部分。岐伯于黄帝而言亦师亦臣，辅佐黄帝成就千秋大业。黄帝问，岐伯答，上穷天纪，下极地理，远去诸物，近取诸身，阴阳五行，藏象经络，就在这一问一答之中，历史在这里留下了最为动人的篇章。随着《黄帝内经》的横空出世，祖国医学就此翻开了灿烂辉煌的一页，华夏文明也由此迈入了一个新的时代。

橘井泉香是一个感人肺腑的神话故事。作为一个传说中的人物，苏耽自小便有为天下人荡涤邪恶、弘扬正气的雄心壮志，一心一意学习医学知识。他一生孝敬母亲，即使知道自己不久将成道升仙，也不放心母亲的日后生活，牵挂乡里百姓的健康与平安，叮嘱母亲治病救人的方法，普度众生。苏耽的那份孝心，那颗爱民之心，正是从医者所应具备的一颗大爱之心——医者仁心。

悬壶济世是颂誉医者救人于病痛的一个词语。壶翁云游天下，以医技普济众生，哪儿有瘟疫出现，哪儿就有他的身影。他白天以药治病，晚上钻入壶中用自己的心血研制新药，用医者之爱去造福四方。这虽然只是一则神话传说，却为行医者罩上一层神秘的外衣。后来，民间医生为了纪念这位富有传奇色彩的壶翁，就在药铺门口挂一个药葫芦作为行医的标志。于是，医者仁心，以医技普济众生，便有了悬壶济世之说。

扁鹊傲立于风云激荡的岁月里，脚穿草鞋，身背药箱，跋山涉水，救死扶伤，治病救人，誉播古今。他的一生，敬畏生命，仁术济世，周游列国，普救众生。他不仅具有高超的诊断、治疗技术，还拥有高尚的医德情操。他舍荣华，弃富贵，顶烈日，冒严寒，披荆斩棘，广游民间，为千千万万个病者解除疾苦，充分体现了他仁爱至诚、普济苍生的高尚医德。

华佗一生追求真理、敬畏生命。他淡泊名利、不畏权贵，心中装着黎民百姓，行医各地，声誉颇著，充分反映出一代良医的高风亮节。他一生致力于医药学事业，为减轻患者的痛苦，勇于创新，发明了麻沸散；为提高人们的健身意识和防病意识，发明了五禽戏，带领人们走向健康锻炼的养生之道。他在临死之前，还不忘将自己毕生的诊病经验流传给后世以造福后人。他拥有一颗"医者父母心"，为我们树立了崇高的医德典范。千百年来，神医华佗的美名，犹如不息的溪流，永远流淌在人们的心田。

张仲景作为东汉末年的长沙太守，为了方便群众就医，他勇于冲破封建社会的清规戒律，在长沙府公堂上为民疗疾，首开中医坐堂行医的先河，这是其他官员难以做到的，充分体现了他心系患者、一心为民、视治疗百姓病痛为己任的良医风范。凭着一部《伤寒杂病论》济世救人，"道经千载更光辉"，使其成为一代医圣。

董奉医术高明，治病不取钱财，只要求重病愈者在山林中种杏五棵，轻病愈者在山林中种杏三棵。数年之后，有杏树万株，郁然成林。董奉去世后，人们为了感谢他的德行，在他行医的山上盖了一座董奉祠，将其奉祀为医神，并把"杏林春暖"的匾额镶嵌于祠堂的门额上。从此，许多中药店都挂上了"杏林春暖"的匾额，以至于"杏林"一词逐渐成了中医药行业的代名词。

脉学先驱王叔和所处的时代，正是玄学兴起、宗教势力发展、唯心主义思潮泛滥之时，但他官任太医令，朝夕同士大夫们相处，而不染玄学色彩，崇尚实践，不泛泛空谈，形成了自己特有的诊疗风格，整理了千古奇书《伤寒杂病论》，撰写了传世佳作《脉经》，在中医发展史上留下了浓墨重彩的一笔。他在《脉经》的序中说，诊脉是很难掌握的，"在心易了，指下难明"，必须认真学习、体会各种脉象，将脉学知识灵活准确地运用到临床实践之中，切不可纸上谈兵，而要长期练习、求证，直至真正掌握，这样方可正确诊治病患，不误人性命。王叔和情系患者，志存高远，他的这些研学之风和为医之道，为医者做出了榜样，值得后世学习和效仿。

唐代医药学家孙思邈不仅有高超的医术，在治学方面给后人不少启发，还集我国古代优秀医德思想之大成，全面地阐述了祖国医学医德思想和行为规范的理论，提出了作为一名医生必须具备的行为标准，要懂得"仁义之心""有慈悲之德"，具有济世活人的使命感。他不但在《千金要方》中详细论述了作为一个医生所必须具有的医疗态度和医学品德，还在医疗实践中身体力行、发扬光大。他认为一个优秀的医生要把患者的疾苦看成自己的疾苦，对患者要有深切的同情心和爱护心，要"大医精诚"，德艺双馨。他的精湛医术和崇高医德，成为后世医家学习的榜样。

北宋钱乙作为中国医学史上第一个著名儿科专家，饱蘸心血撰写的《小儿药证直诀》，成为中国现存的第一部儿科专著，它第一次系统地总结了对小儿的辨证施治法，使儿科自此发展成为一门独立的学科。在时光的流逝中，他书中所论述的部分理论可能已经失去了原有的价值，但是他"一心为了孩子"的信念却永远流传了下来，流传在医生们的职业操守里，流传在孩子们健康快乐的笑脸中。

北宋医王庞安时，心地善良，为人真诚，体恤病患，虚怀若谷。他视金钱如粪土，以慈父般的情怀，悉心呵护患者。患者痊愈后，家属拿了金帛来感谢他，但他只收少量的药费，对于家境贫寒者更是不收分文。他处处为患者着想，行医不谋私利，千方百计去减少患者的负担，坚持为医"不致于利"的原则，深得黎民百姓的信任与爱戴。

元代著名儿科医家曾世荣一经学医，便将其当成自己一生的事业，敬业乐道，精勤不倦，用毕生的精力来钻研医术，全心全意为广大患儿解除病痛。他医术精湛，医德高尚，行医过程中一心想着患儿，不分贵贱贫富，全都一视同仁。他善于总结经验，积累了丰富的临床知识，写出了《活幼心书》和《活幼口议》两部专著，为我国中医儿科的发展做出了巨大贡献。他在《活幼心书》中说："凡有请召，不以昼夜寒暑，远近亲疏，富贵贫贱，闻命即赴。"这番话语，充分体现出他的高尚医德。

药圣李时珍几十年如一日，跋山涉水，寻访草药，整理资料，编撰医书，呕心沥血三十年，才最终完成《本草纲目》这一举世闻名的科学巨著。这不是一般人所能做到的，没有爱民护民的大爱之心、远大的理想目标和非凡的毅力，是不可能成就如此伟业的。他留给我们的何止是一本医药巨著，更有他的光辉思想与伟大实践。他在编撰药学巨著的同时，还十分注重对医道的宣扬，他说："医道，是用来维护生命的，而用之于社会则可以济世，所以医道实乃仁术。"

清代著名医学家叶天士为求医理四处拜师，十多年间，他竟然拜师17位，从不同师门继承了诊疗疾病的各种技法，将其融会贯通。他虚怀若谷、谦逊向贤、孜孜以求、学无止境的品格，永远是后世习医者的光辉典范。他倡导医者要有利民济世之心，不断提高医德修养和医疗技术，更好地为患者服务。他说：医者必须恪守医德，这是业医之本，有了利民济世的思想，才能自强不息，勤奋进取，使医疗技术日臻高明。

中医学的人文精神博大精深。在当前医学界人文精神淡化、"技术主义"和"利益主义"泛滥、医患关系紧张的形势下，探讨中医学人文精神的现代价值，弘扬古代医家的人文情怀，有利于我们进一步研究中医名家的学术思想、价值取向和人文风范，促进我们本身对人文精神的学习和提高，使人文精神能够得到进一步的诠释和发扬，对当前的医学模式改变、医患沟通、医疗卫生体制改革都有深远的影响。

医学人文精神和医学职业道德

医学发展到今天，医疗技术越来越高，可治愈的疾病越来越多，但是患者没有因此更满意。这似乎是一个反常的现象，却恰恰是目前医学的现状。

从茹毛饮血的原始社会到高度发达的现代社会，人类在各个方面都取得了进步，医学技术也不例外。但是医疗技术的提升却严重影响了医学界的思维，越来越细的分科和越查越精的设备以及定性定量的科学方法在医学中的普遍运用，把疾病从个体的身上彻底剥离了出来，一个个独立的疾病名称和一项项辅助检查项目已成为医生关注的独立对象，从而不可避免地对医生的行为产生了严重影响。

科技进步带来了医学进步，医学技术方面不断取得的巨大成就在令人欢欣鼓舞的同时，正一步步消减医学本应包含的非技术维度。比如，医生对患者的关爱和对疾苦的同情；对生命本身的敬畏和对患者精神价值的尊重；与患者细致专注地交流并给予他们情感上的全面关照；仁慈博爱的医者仁心；等等。

上述医学本应包含的非技术维度，其实就是医学人文精神的基本要素，它是医学的核心与灵魂，它的缺失必然导致医生更加关注物质性的躯体，而在不经意间忽略了患者的情感。曾经最为医生关注的患者的身心痛苦突然就消失了，于是，医学失去了它在艺术上的美感，削弱了它在道德上的崇高性，不再是古希腊医学家希波克拉底所言"是一切技术中最美和最高尚的"，而是逐渐异化成由技术统治的，视患者为"疾病载体"的冰冷行业。

医学人文精神的缺失，使医学失去了它的人性温度，医学的目的和价值开始变得模糊，并引发出许多医学以外的问题和矛盾，长此以往，现代医学之路必将越走越窄。医学在本质上是不能脱离人文精神而独立存在的，人文精神是医学的灵魂地，唯有以人文精神来理解和关怀医学所涉及的对象，才有可能重塑医学的本质。

医生以挽救患者的生命为天职，其面对的每一个患者都是富于情感的活生生的人，在当今形势下，培育医务人员的医学人文精神具有特别重要的现实意义，可以让医生从内心深处积淀出关于生命、健康、死亡和疾病的正确观念，让艺术、个体、人性及其中包含的脉脉温情等人文因素在心中扎下根，重新审视医学的目的和价值，发自内心地去关爱患者、敬畏生命、仁慈博爱，促进医患之间的互相理解，构建和谐的医患关系，使自己成为一名新时代的人文医生。

新时代的人文医生，在对患者的诊疗过程中，应该处处展现出医学作为一门人学的温情一面，使患者能够感受来自医方的浓浓的人文关怀之情。医学人文关怀有着十大表征，分别是耐心、专注、语言、神态、情绪、倾听、告知、解释、微笑和共情。

耐心，是医学人文关怀的逻辑基础；

专注，是医学人文关怀的基本要求；

语言，是医学人文关怀的基本方式；

神态，是医学人文关怀的外在表征；

情绪，是医学人文关怀的感性形态；

倾听，是医学人文关怀的无声关爱；

告知，是医学人文关怀的理性沟通；

解释，是医学人文关怀的重要内容；

微笑，是医学人文关怀的亲和表达；

共情，是医学人文关怀的最高境界。

我曾在一次医学会安排的授课交流中，讲了《医学呼唤人文精神》这一课。课后，一位白发苍苍的主任对我说，他已经在临床上干了30多年，从来没有听过医学人文课，更不知道什么是医学人文精神。今天听了这堂课后，他觉得培育、弘扬医学人文精神在当今医学界实在太重要了，可以促进行业内的行风建设和医德医风建设，只是相关的培训确实太少了。最后，他感慨地说，一个医生如果没有医学职业道德，就像一头披着白大褂的野兽，一定会在工作中撞得头破血流，这样的医生，是不会被患者所接受的。

这位主任的感慨，从医学人文精神谈到了医学职业道德。其实，医学人文精神在层次上高于医学职业道德，根据"取乎其上，得乎其中"的可能性，医学人文精神的培育有利于医务人员职业道德和医师职业精神的养成，指导医生求真、求善、求实、求美，促成医生在诊疗患者的过程中，能发自内心地关爱患者，尽职尽责地帮助患者解除病痛，为患者提供有效的、低成本的、经济上可承受的医疗服务，最大限度地维护患者的利益，真正将医疗服务转换为深受人民群众欢迎的人性化医疗。

医患关系紧张与人文精神缺失

周国平《妞妞——一个父亲的札记》一书的记述，道出了当前医患关系的紧张局面。事实上，虽然医学科学进步得很快，新技术、新疗法不断涌现，医药卫生体制改革也不断推进并取得了不小的成绩，但是直至今天，医患之间的紧张局面依然没有得到有效的改善，甚至可以说，医患紧张正愈演愈烈，医疗纠纷层出不穷，恶性伤医事件频发。医生这个令人尊敬的崇高职业，变得更加黯淡无光了，这样的现状实在令人感到不安。

医患关系紧张甚至走向对立的原因是错综复杂的，任何情绪化的分析、认知和臆想都无助于现实问题的解决。我们需要理性地、深入地、切合实际地分析，从医患双方、医学活动的本身特质、医疗卫生体系的现状和社会大环境等方面探究原因，才能厘清医患关系的实质，探索构建医患和谐的长效机制。

很显然，医患关系演变成今天这样对立的局面，绝非一朝一夕造成的，究其原因非常复杂，有医疗资源不足及制度不合理的因素，造成群众看病难、看病贵，令广大患者不满意；有医疗质量不高、服务态度不好等因素，令群众有意见；有社会矛盾的转移等因素，造成医患关系紧张；等等。

尽管医患关系紧张有社会的问题、体制机制的问题、医学本质的问题、患者方面的问题，但医务人员自身存在的问题也不容小觑。在医学科学不断发展的今天，技术主义思潮已经泛滥成灾，医生眼中只有病没有人，少数医务人员出现医德滑坡，置患者的利益于不顾，甘愿成为金钱的奴隶，这既是医学人文精神失落的集中表现，同时也加剧了医患关系的物质化和医疗行为的商业化倾向。

我也曾因伤病住院接受治疗，因此对作为一个患者的感受深有体会。在孤寂地躺在病床上的那些难熬的日子里，作为患者，我希望得到最有效、最合算的治疗的同时，更希望医务人员能够多给予自己一些安慰。多聊聊天，多说说话，对患者来说都是一种巨大的安慰。

身为医生，又是患者，我认为医生要给患者最恰当的治疗。医生给患者治病，不仅要靠精湛的技术，更要心存关爱，用人文情怀去呵护患者，给那些已失去希望的心灵以爱的滋润。正因如此，我在伤病好转重新走上医疗岗位之后，总是会和患者多说几句话，多安慰他们，和他们握个手，感觉他们因此而会放松许多。

实际上，虽然大家身为医务人员，但都和我一样有过生病当患者的真切体验。当我们无助地躺在病床上的时候，我们最感绝望的并不是身体的病痛，而是不被重视、不被关注、被冷漠、被抛弃的感觉。有统计数据显示，国人一生中平均有 59 次去医院看病的经历，每个人都与医院、医生有着密不可分的联系。人们期待能够遇到一个好医生，并不是要这个医生能够包治百病，而是希望他有爱心，会关心人，能够给患者提供帮助与安慰，可以在患者绝望的时候积极地引导患者走出悲观，走向自信。

《希氏内科学》的序言《内科医生的素质》一文中说："医学是一门真正需要博学的人道主义职业。"医生需要科学家的头脑和传教士的心灵。医学虽然是一门科学，但其服务对象是人，更是一门人学，这就要求医生一定要培养自己的人文情怀，提升自己的医学修养，让自己拥有关心患者疾苦的仁慈悲悯之心，济世活人，把人间大爱普照到社会大众身上。

作为一名医生，只有拥有一定的人文情怀，才会把患者的生命健康看得高于一切，将职业视为使命，懂得将心比心、换位思考。医生若无人文情怀，没有一颗悲悯之心，不会换位思考，在患者饱受病痛折磨而痛不欲生或者面对刚刚去世的患者的时候，还谈笑自如、嬉笑打闹，他的形象就会在患者及其家属的心目中大打折扣，这样的医患关系怎能和谐？

我国妇产科学的主要开拓者、万婴之母林巧稚大夫，一生从事妇产科专业，呕心沥血，不辞辛劳，给千千万万的家庭送去了幸福与温暖。

作为妇产科的著名专家，她还是像实习时候一样，愿意为患者擦擦汗、掖掖被角……她的言行举止，无不充满着对患者的关爱。同时，患者也信任她，放心地将自己的生命健康托付给她。

医务人员作为医患关系中至关重要的一方，一定要培育自己博大的人文情怀，培养自己的同情心，用一颗医者仁心去关心患者、敬畏生命。医者有责任也有义务尽自己最大的努力，扭转当前医患关系紧张的不利局面。

医者心中一定要充满对人类的爱，从自己先做起，处处彰显医学的人文精神，崇尚医德，始终坚持以患者为中心的服务宗旨，一切从患者的利益出发，积极转变服务模式，通过改善医疗服务、提高医疗质量、做好与患者的沟通交流、关心患者的心理感受与社会存在，从而切实改变医患关系，促进医患和谐。

患者求医，不仅需要治好身体的疾病，还需要在心理呵护、人格尊严等方面都得到满足。医生要全心全意为患者服务，专注、认真地工作，对患者要精心治疗、细心照顾、耐心解释、爱心关怀、用心服务。只有用心，才是赢得患者信赖、缓解医患之间紧张关系的良方。相反，如果缺乏人文精神，医学只能走进死胡同。

魏则西事件给我们的启示

大家都知道，2016 年对医疗界尤其是民营医疗界，注定是一个转折点。因为这一年，"魏则西事件"在线上线下，引发了网友的广泛关注。

2016 年 4 月 12 日，西安电子科技大学 21 岁学生魏则西因滑膜肉瘤病逝。他去世前在知乎网站撰写治疗经过时称，在百度上搜索出武警北京第二医院的生物免疫疗法，随后在该医院治疗后致病情耽误，此后了解到该技术在美国已被淘汰。网友爆料该医院提供给魏则西治疗的"生物医疗中心"已被"莆田系医院"外包。

"魏则西事件"迅速成为网络的热点话题，在被朋友圈刷屏的信息中，对百度的讨伐，以及由此牵扯出来的中国私营医疗莆田系的资本与利益黑幕，占据了主流。

在全国上下一致谴责武警二院和莆田系的不良医疗行为时，我们来客观分析一下魏则西的求医历程。第一次发病后，他辗转北、上、广等各大医疗中心求治，可以说看遍了全国的顶尖专家，在短短 3 个月的时间里，他做了 4 次化疗，25 次放疗，因疗效不佳，于 2014 年 9 月开始到武警二院治疗，一直到 2015 年年底，在武警医院治疗期间他先后做了 3 次手术，吃了几百贴中药，其间承受了常人难以想象的痛苦，最后人财两空。

我不知道魏则西最后除了对武警二院生物医疗中心的痛恨外，对其余公立医院的评价是什么？但是在我看来，这个事件中最应该让社会重视的问题有二，一是医学知识的普及，二是医院对患者的人文关怀。

首先是医学常识的欠缺。医学知识的科普，各界对此一直重视不够，医患关系不佳也跟民众对医学常识的欠缺有一定关系。医学是科学，其实人类社会自古以来对医学的探索就一直没有停过步，虽然经过了几千年的努力，但是我们对疾病的认识和征服也仍然有限。比如人类已知的疾病有3万多种，能治愈的只有不到十分之一。有好多种疾病，我们甚至连发病机理都没有搞清，所以才有那么多的假设理论。因此，随之而来的治疗其实好多还在科学探索阶段，其中就包括魏则西患的"滑膜肉瘤"，发病机理还有不清楚的地方，目前无法治愈，且生存率极低，这是事实，是科学。这个事实不以患者或患者家属的美好愿望而转移。

如果魏则西或者他的家人熟知这个医学知识的话，可能面对那个80%～90%治愈率的虚假宣传，他们就会有所警惕，骗子就不会得逞。遗憾的是，在不幸罹患癌症之后，又遭遇欺骗，最后花光家里的所有积蓄，人财两空，魏则西不仅承受了生理上的痛苦，还和家人一起承受了心理上的巨大痛苦，让人扼腕。为此，有关部门在医学科普工作上应该进一步重视，增加投入，包括网络在内的各种类型媒体应该加大宣传力度，避免类似的悲剧重演。

其次是人文关怀的缺失。"滑膜肉瘤"这类恶性程度极高的肿瘤，治愈率非常低，这一点老百姓可以不清楚，但肿瘤专家肯定比任何人清楚。但从魏则西的求医历程来看，我们的医生普遍缺少人文关怀，眼中只有疾病，没有对人的关怀。这种疾病，手术、放化疗都用齐了，没有效果，再治疗下去就有过度医疗之嫌，从患者的利益出发，医生应该建议的就是姑息治疗，尽可能减轻患者的痛苦，在生命的最后阶段，把注意力放在改善患者的生活质量上。

医学是科学，在技术上医生能做的其实是很有限的，但是医学同时也是人学，在人文学上医生能做的很多。

古希腊医学之父希波克拉底曾说：医生有三件法宝，第一是语言，第二是药物，第三是手术刀。美国医生特鲁多的墓碑上写着：

"有时去治愈，常常去帮助，总是去安慰。"这些都道出了医生职业的真谛和医学人文的精髓。

科学和人文是医学的两翼，两者共同构成医学的重要支撑。医生在对魏则西积极治疗的同时，有没有倾注更多的人文关怀？我相信，凭公立医院专家的权威，如果沟通到位，取得患者的信任，患者和家属对该类疾病在当前阶段国际国内的最新研究进展和预后情况，是会接受的。医生的陪伴与安慰，是对患者的另外一种药物，可能比实际的药物效果更佳。生命后期，医务人员应抚慰、照护、减轻患者生理上的痛苦，维持患者的体面和基本的生命尊严。最后时刻，患者应该安详、平和地接受死亡，在家人的陪伴下离开人世，而不是痛苦、怀疑，感受着背叛和欺骗，悲惨地离开人世。

死亡观是人类对自身死亡的看法，也是世界观、人生观的一部分。由于中西方文化和传统的宗教信仰迥然不同，反映在死亡观上也颇为明显。相比西方基督教国家认为死亡是上天堂，我国对死亡大多表现出无比的恐惧，认为这是人生的终点，因此，明知道没有任何希望还要拼命治疗，希望奇迹会发生。这些不但增加了患者的痛苦，浪费了医疗资源，也让无良之徒有了可乘之机。

我国现在已经有部分医院在全面实施医学人文关怀，建立临终关怀病房，推行舒缓医疗，这可以让人勇敢地接受正确的死亡观：死亡是生命的一部分。医护人员应尽全力减轻患者的痛苦，在无可挽回的最后阶段，让患者在爱的怀抱中安静地离开，这才是真正体面、尊严的死亡，患者不应该在绝望中痛苦地离去。

呼唤和践行医学中的人文关怀，我们的医学发展才不致走入技术追求的死胡同；呼唤和践行医学中的人文关怀，全社会才能关注医学人文的建设和实施，构建良好的医患关系，共同创建和谐社会。

医学不可失去其人文属性

医学人文学是一个探讨医学源流、医学价值、医学规范以及与医学有关的其他社会文化现象的学科群。它的含义一般包括"人道的"医学，即对人的善行、人的终极关怀及人类的提升。

医学是科学的，更是人文的。医生在给人看病的时候，绝不只是在治疗一种疾病，而是在医治一个独一无二的人，一个活生生的、有感情的、正为疾病所苦的人。

遗憾的是，在当前医疗大环境下，医护人员人文情怀的缺失，导致了一些医生把患者当作疾病的载体，缺乏对生命的敬畏，缺乏对患者痛苦的体察，医疗决策渐渐远离了以人为本、以善为核的伦理要求，从而导致了医患关系的紧张，医患冲突频发，甚至不可调和，最终诉诸法律，使医疗行业的社会信任度低下。医务界的现状和医学的人文属性都在呼唤医学人文精神的回归，要求当代医者转变医疗观念，以患者为中心，以博大的人文情怀去做一个知识、情感、道德合一的真正医务工作者。

一个医生只有富含人性，追求人文情感，把医学和人文精神有机地结合在一起，敬畏生命，关爱人类，才能够做到不把患者当作疾病的载体，而是当作一个有血有肉有感情的社会人来对待，只有这样才能赢得患者的理解、支持与爱戴。

医乃仁术，是一门呵护生命、造福人类的科学。给人类带来幸福，这才是医学最大的价值。虽然医生不能包治百病，但可以善待患者、善待生命。以人为本，以患者为中心，从来都是医之根本。

一旦抽去了医学的人文属性，医学的本质也就被彻底抛弃了。

当医学的本质发生变化后，一些医疗机构和医务人员便难以抵御社会转型时期经济大潮的冲击和拜金主义思潮的影响，致使其商品化意识增强，人性化意识淡化。于是，医生见病不见人，对患者语言生冷，态度冷漠，让患者感到很伤心。少数人更是言利而不言义，大量地不规范使用药品耗材，医疗费用上涨，医疗质量下降，医患关系更加紧张，人民群众"看病难、看病贵"已经成为令人瞩目的社会问题。

要改变这种现状，需要进一步深化医药卫生体制改革，大力推进公立医院改革，努力培育医务人员的医学人文精神。医学人文精神对于医生来说，就好比大树的生长需要泥土、阳光和雨露，如果缺了它们的滋养，大树就无法健康、茁壮地生长。同样，如果没有了医学人文精神，医生也就只剩下一副躯壳而没有了灵魂，丹心仁术就成了一句空话。

医学人文精神不能停留在口头上，不能印在纸面上，而要真正弘扬、培育起来，渗入医生的血脉之中。只有这样才能够让医生树立正确的从医观，形成高尚的医德修养，懂得敬畏生命、关爱生命、呵护生命的真正含义，促进"全人"医学模式的建立，构建和谐的医患关系。

医学人文和医疗技术是医学的双翼，二者相辅相成，缺一不可。没有了技术，医学便没有了躯干；没有了人文，医学便没有了灵魂。

美国纽约东北部撒拉纳克湖畔的特鲁多医生的墓志铭上说："有时去治愈，常常去帮助，总是去安慰。"这句医学格言道出了医学的真谛和作为一名医生对患者应尽的人文关怀。哪里有医学之爱，哪里就有人类之爱，这爱不是抽象的，而是触手可及的、生动的、可感的爱。"有时、常常、总是"像三个阶梯，一级级向上，一步步升华出为医的三种境界，其核心就是对生命价值的珍爱和对人格尊严的呵护。

医学除了是一份职业外，更是一项使命，一种人性光芒的传递。特鲁多医生的墓志铭，其实就是"全人"医学模式的直白表达，也是马斯洛需求理论的具体体现，字里行间充满了人性的温度，强调了医学最重要的一个特征——人文属性。

医学是科学与人文精神的结合，二者相辅相成才能最好地体现医学的本质属性，体现"医乃仁术"的精诚大义。现在的医院里，有着各种各样的高端设备，各种药物，各种医疗器械，各种各样的技术……然而医学不等于这些有形的器具，也不等于单纯的技术，医学真正的要义在于它的人文价值。

医学所探讨的，并不是一个天然的自然过程，而是一个社会的自然过程。医学的研究对象是人，必然要散发出浓郁的人文性。医学所面对的人，不是生活在真空中的，而是生活在社会中的一个具有社会性的人。我们知道，疾病和健康总是受制于一定的社会、文化、心理因素，因而医学在使用技术治疗疾病时必须要考虑社会文化因素的影响。

当代医学的新成就，使医疗技术应用的范围极大地扩展了，医学应当做什么和怎么做，都应该从社会、道德、文化等方面综合地考虑，才能做出较为合理的判断，单纯的技术考虑是无能为力的。

医学的人文属性决定了医生在看病的时候，不能够"以治病为中心"，而必须"以患者为中心"。如果以治病为中心，那么在医生的眼里看到的就只是人身上的"病"，是病毒、细菌、创伤、发炎、坏死等，于是就强调技术，以技术设备为主导，于是人就被分割成了组织、器官、系统等，这个患病的人就被极大地忽视了。

因此，医生必须坚持"以患者为中心"的服务理念，眼中所见一定时时有人，医疗服务主要针对患者，而不是躯体、系统、器官和疾病。因为所有的疾病都是人的疾病，尊重患者、关心患者、体贴患者，使医疗服务人性化，从而暖人心、顺民意、富有感情。

要让医学回归人文属性，除了医学院校的医学人文教育外，一件极为重要的事情就是对现行的生物医学模式进行深入的改革甚至展开理性的批评，将其改变到生物—心理—社会医学模式上来。一方面，要肯定现有医学模式中的合理成分，肯定现行医学模式对医疗技术发展的促进；同时一定要看到它消极的一面，即它的唯技术主义导致医学偏离了自己的初心，从而缺失了人性的温度。

医学模式要转变，必须要在对现有模式的理性批评中坚定确立患者在医疗过程中的中心地位，使人文思想、人文精神在医学中的地位得以复归，进而使医学不忘初心，回归正确的发展之路。

要实现这个目标，必须要大力加强医务人员的道德建设和人文素质建设，培育广大医务人员的医学人文情怀，引导医务人员不仅要掌握精湛的医技，还要不断提升自己的医德，培养自己的一颗仁爱之心；要能够换位思考，体察患者，善于理解人、体贴人、关心人、尊重人，主动为患者分忧解难，用自己的心灵去抚慰患者的心灵，使自己能够成为一个人文情感丰富、医德高尚之人，一个知识、情感、道德合一的真正的医学工作者。

医生要培育自己的共情能力

虽然医学科学进步得很快，新技术、新疗法不断涌现，医药卫生体制改革也不断推进并取得了不小的成绩，但是直至今天，医患之间的紧张局面依然没有得到有效的改善，甚至可以说，医患紧张正愈演愈烈，医疗纠纷层出不穷，恶性伤医事件频发。

医患关系紧张甚至走向对立的原因是错综复杂的，任何情绪化的分析、认知和臆想都无助于现实问题的解决。我们需要理性地、深入地、切合实际地分析，从医患双方、医学活动的本身特质、医疗卫生体系的现状和社会大环境等方面探究原因，才有可能厘清医患关系的实质，探索构建医患和谐的长效机制。

我们是医务人员，同时也是患者，因为医务人员也会生病，也要到医院里去接受治疗。通过角色的转换，我们就能非常清晰地知晓，医生一定要给患者最恰当的治疗和身心的关怀。作为一个好医生，不仅要有娴熟的医术，还要有医者的温度，具有与患者将心比心的情怀。其实，这就类似于我们现在常说的共情。

所谓共情，又称神入、同理心、换位思考，又译作同感、投情等，最早由德国心理学家西奥多·利普斯于 1907 年提出。继心理学之后，哲学、伦理学、社会学、人类学、神经科学、美学、医患沟通学、护理学、媒体研究、社会工作等学科也都从不同角度研究共情。

共情指在人际交往的过程中，尤其是冲突的时候，能够站在对方的立场上设身处地地思考，体会他人的情绪和想法，理解他人的立场和感受，并站在他人的角度思考问题。按照罗杰斯的观点，共情就是指体验别人内心世界的能力。

共情通常是在人与人交往中发生的一种积极的感觉能力，其核心就是主体与客体之间的情感共鸣，一方进入另一方的情感世界，获得共同的情感体验，达成共同的牵挂、共同的快乐与哀愁、共同的情感分享与分担。

对于共情，许多学者有着精辟的阐述，梅洛夫认为，共情就是"关怀一个人，必须能够了解他及他的世界，就好像我就是他，我必须能够好像用他的眼看他的世界及他自己一样，而不能把他看成物品一样从外面去审核、观察，必须能与他同在他的世界里，并进入他的世界，从内部去体验他的生活方式，及他的目标与方向"。

罗杰斯则是这样解释共情的内涵："共情是咨询员能够正确地了解当事人内在的主观世界，并且能将有意义的讯息传达给当事人。明了或察觉到当事人蕴含着的个人意义的世界，就好像是你自己的世界，但是没有丧失这'好像'的特质。"

美国心理学家丹尼尔·巴特森把文献中对共情的定义总结为以下8种情况：

知晓另一人的内心状况；

以相应姿态回应另一人的姿态；

感知他人的感受；

把自己投射到他人的境遇中；

想象另一人是如何思考与感觉的；

想象处在他人的视角该如何看待问题；

看到他人的痛苦感到沮丧；

同情正在经受痛苦的人。

共情并不是天生的一种本能，而是需要我们刻意去经营的一种情感。作为一名医者，一定要主动去学习并掌握共情这种能力，将共情用在医患沟通上，才会有医患共情。

医患共情是医方对患者感受的认同体验、认知理解和协调行为的反应能力。医患共情是医学人文关怀的最高境界。美国医学院协会把医患共情能力的培养作为医学教育的目标之一。研究显示，医生的医患共情能力可以大幅度提高患者满意度，增加患者的用药和治疗依从性，提高临床效果，增进医生的职业满足感。

医患共情的具体做法，首先要学会换位思考，其次要学会倾听，最后还要表达尊重。

学会换位思考，就是要从对方的角度为对方的行为寻找合理性，最大限度地理解对方。

学会倾听，必须全身心地聆听对方的表达，不仅听取其口语表达的内容，还要观察非语言的行为，如动作、表情、声音、语音、语调等。不仅如此，还要有适当的反应，表示听清了并且听懂了。倾听时一定要全神贯注，不打断对方讲话，不做价值判断，努力体验对方的感受，及时给予语言和非语言的回馈。

表达尊重，包括尊重对方的个性及能力，而不是凭自己的感情用事；接纳对方的信念和所做出的选择或决定，而不是评论或试图替其做决定；善意理解对方的观点及行为，而不是简单采取排斥的态度；以尊重并且恭敬的态度表达自己与对方不同的观点，不做价值判断，尊重对方的选择。

临床医疗过程中，我们语言的温暖与真诚，表情的慈爱与真情流露，眼神中的关心与悲悯，别样的肢体语言，等等，这些共情能力只有在实践中不断地学习、总结、提升，才能获得。

医生必须学习、培育自己的共情能力，在给患者治病的过程中，不仅要有精湛的医疗技术，更要换位思考，心存关爱，学会倾听，用人文情怀去呵护患者，表达尊重。正因如此，作为一名医务工作者，在自己的临床工作岗位上，一定要和患者多说几句话，多安慰他们，和他们握个手，整理下他们的衣服被褥，会让他们因此而放松许多。

我们每个人一生中平均有59次求医经历，每个人都与医院、与医生有着密不可分的联系。人们期待能够遇到一个好医生，并不是说这个医生能够包治百病，而是希望这个医生有爱心，会关心人，能够给人提供帮助与安慰，可以在患者绝望的时候积极地引导患者走出悲观，走向自信。

有人说，中国有全世界最复杂的医患关系，但医生的一个眼神、一个动作、一种语气，都能在瞬间拉近双方的距离。其实，这就是共情的力量。

共情，让医患之间充满人情味

　　每个患者都有自己独特的视角和独特的故事，每个医生都有自己不同的感受和不同的经历，因此，想让医生与患者更亲近，必须试着用对方的眼睛看世界、从对方的角度理解世界，这就需要共情。

　　共情，必须要有体验别人内心世界的能力。医生试图去体验某个患者的痛苦时，并不需要也生一次跟那个患者一样的疾病。人文医生具有悲天悯人的情怀，愿意倾听患者的苦难，了解患者的痛苦，并具有帮助患者减轻痛苦的能力。

　　患者在患病的时候，在承受痛苦折磨的时候，更多的精力放在了对抗病魔上，可能对医生的要求更为苛刻。此时医生的共情，就是要理解处在人生低处的患者的内心情感。医生不仅仅是治病的，对患者还应有充满温情的抚慰。

　　共情与换位思考不尽相同，但是换位思考确实能从某个理性的角度，帮助我们找到共情的入口。

　　共情不仅仅是一种理念，更是一种技能。

　　生活中，具有共情能力的人常常拥有更多的朋友，而朋友会给我们的人生之路增添许多的乐趣和力量。

　　医疗中，共情使得医生对患者有真切的关怀，医疗过程变成一种真心付出、倾情帮助和鼎力支持。

　　当今的医患矛盾，好多是因为患者与医生之间缺乏信任，患者承受着疾病的痛苦，但是并不肯把自己全部交给医生，担心医生坑自己；医生觉得非常委屈，自己明明是按照诊疗常规在做，为什么患者不相信自己呢？为什么对每一步检查与治疗的医嘱，都带着狐疑的眼神？

所有这些，如果能用共情做桥梁，医患沟通中的障碍大部分就可以消除了。我们设想一下，医生接诊后，询问病史的同时，如果附上关切的眼神，温情关怀，就会把与病魔抗争的力量注入患者的体内。

"中国外科之父"裘法祖老先生在门诊时，有一个老年女患者因腹痛月余而就诊，裘老仔细询问了病史，再让这位患者躺下，对她的腹部进行了仔细的体检。检查结束后，患者紧紧握住裘老的手，久久不肯放下，说："你真是一个好医生。我去了六七家医院，从来没有一个医生摸过我的肚子。"

苍生大医，之所以有别于众多普通的医生，除了有受同行赞叹的精湛医术之外，更大的不同便在于此。正因为真切地体会到患者的苦痛，所以他在医疗行为中自然带着人性的温暖，这些患者都能感受到，裘老给患者开了一味别处没有的"药"——关爱。

同样的场景，如果患者在排队等候良久之后见到医生，不是带着怒气而是真心体谅医生的辛苦，道一声问候；等候期间已将要与医生交谈的内容想好，帮助医生尽快准确掌握主要病症；在医生下达医嘱之后，不是满腹狐疑而是信任医生的判断；等等。

人们常说，将心比心。医学是用一颗心影响另一颗心的职业，因此，医生的共情能力有助于医生恪守职业操守，升华职业精神。共情更是人文医学不可或缺的部分，医生的人文情怀能够帮助他与患者更好地沟通，建立良好的关系，可以说意义非同小可。

医院就是一个大舞台，人生百态都在尽情展现，每天都上演着悲欢离合、生离死别的故事。在这个大舞台上，每一个患者、每一个家属、每一位医生、每一个护士……都有着不同的经历、不同的心情与不同的态度，请看：

手术室门前，等候区焦灼的脚步；躺在病房里的患者空洞的眼神；肿瘤内科诊室里，新确诊患者石化的身体；复健训练室，套着假肢的双腿，汗水和着泪水的脸庞……

手术室门前，紧闭的大门打开，听到最希望听见的话语，患者家属突然绽放笑颜；病房里，半躺的患者听着医生的话，眼睛里突然闪烁出光彩；康复病区，甩掉双拐，摇摇晃晃迈出了事故之后独立行走的第一步……

休息室里，医生颓然坐下，双手捂脸，他的患者手术没有成功；值班室里，盥洗室镜中映出红红的双眼，刚刚，患者家属投诉她患儿的头皮针两次打不上；办公室里，手机再次提示"您拨打的电话已关机"，预约的复诊患者没有出现，联系不上；手术室更衣室里，刚刚结束手术还没换衣服，穿着洗手衣的医生靠着柜子睡着了……

休息室里，医生在视频中看一眼在老家爷爷奶奶照看着的孩子，再远再忙，远程视频也不能错过孩子的生日；值班室里，借着上洗手间的几分钟，给孩子打个电话：晚上一个人在家，功课没问题吗？办公室里，一直失联的患者联系上了，激动兴奋，还好没耽误病情，马上预约治疗；手术室更衣间，匆忙咽下几口干粮，与女朋友约定的晚饭改成了夜宵，流光溢彩的城市夜景，该是别样浪漫吧……

医院里，患者和医生反复上演着上述场景。

每个患者都有着不一样的故事，每个医生或护士也都有着各自的经历。如果我们从对方的视角看问题，看到他们看到的，听见他们听见的，感受他们感受的，将心比心，那我们对待彼此的方式，是不是会有所不同呢？

共情，让我们与患者更亲近；共情，更让我们与患者的关系充满人情味。

医生是感情投入的职业

2017 年 6 月，我院后勤科职工项军方同志被中央文明委评为"中国好人"，他在医院后勤服务的平凡岗位上，脚踏实地地做好平凡的工作，用吴医人的人性温度去奉献爱心、温暖社会。他用自己的实际行动让我们感受到了平凡中的伟大，温暖了我们身边的每一个人。

在吴中人民医院的建院十六字方针中，第一句就是"文化建院"，我们着力构建先进的医院文化，提出了创建高质量的人文医院的愿景，以先进文化教育人，使全院职工形成统一的价值观，把"以患者为中心"的服务宗旨落实到医疗工作的每一个环节之中，让吴医这座白色圣殿处处都弥漫出人性的温度。在先进文化的熏陶下，我院近年来涌现出了捐献骨髓的张丽娜医生、感动苏城的沙莎主任、支医援藏的吴桂花主任等一大批先进人物，他们和项军方等好人一起，用实际行动让我们感受到了平凡中的伟大。

就在被项军方等身边的好人深深感动之际，我读到了《仁医胡佩兰》一书，再次被这位"感动中国"的好医生深深地感动。

胡佩兰是著名心血管病专家胡大一的母亲，1916 年出生于河南省驻马店市汝南县，1938 年以优异成绩考入河南大学医学部，1944 年毕业后在陕西富平，河南开封、内乡、许昌、潢川，湖北武汉等地行医。1949 年 6 月在武汉参加工作，任武昌铁路医院妇产科主任，1955 年调任郑州铁路中心医院妇产科主任。

在胡佩兰的生活里，永远是家、医院、图书馆三点一线。中华人民共和国建立初期的医学资料，大多是外文著作，为读懂这些医学文献，胡佩兰自学了俄语、英语，后来她又自学了日语。几十年的行医生涯中，她无论在哪里工作，总是随叫随到，遇到大手术，一站就是几个小时、十几个小时，从不叫苦叫累。她出门诊，由于患者多，很少在下午两点前吃饭。她和家里人"约法三章"，在她上班的时间段是不能去医院看望她的，任何人都不能干扰她为患者看病。

1951年，作为首届全国铁路劳模，胡佩兰赶赴北京参加国庆观礼，受到了周恩来总理等党和国家领导人的亲切接见。她连续多年荣获河南省及郑州铁路局劳动模范、先进生产者、三八红旗手等称号。

1986年，70岁的胡佩兰从郑州铁路中心医院妇产科主任的岗位上退休。退休后，大家都劝她歇歇，可以颐养天年了，但她不肯休息，要发挥余热，坚持出诊，并到解放军3519职工医院坐诊，竭诚为广大人民群众服务。她常常对人说："医生是感情投入的职业。"她是这么说的，也是这么做的。她平时生活简朴，舍不得在自己身上多花一分钱，但她经常大方地给患者垫付医药费。她还将微薄的坐诊收入和退休金凑一起，在8年间捐建了50多个"希望书屋"。

2010年，她受聘到建中街小区卫生服务中心坐诊。她患有严重的腰椎间盘突出症，发作时进出都要坐小推椅，但她坚持在医疗岗位上为患者服务。2013年7月，97岁的胡佩兰心脏病突发，经抢救好转后，她第二天就准时到服务中心坐诊，竭诚为患者服务。

胡佩兰拥有扎实的医学基本功和多年的临床经验，平时很少依靠高科技仪器给人看病，而是依靠仔细的体格检查。由于慕名找上门来看病的人太多，她每天都不能准时下班，总是坚持看完最后一个患者才走。她对患者极有耐心，处处替患者着想，尽量给患者开价廉效高的药物。

她对待患者的态度就像对待自己的亲人一样。她经常说："医患关系搞不好是因为交流不够，医生只要对患者好，认真负责，患者也自然会与医生极力配合。不管面对哪一个患者，医生都要把他当成自己的家人一样来对待。"

2014年1月22日，从医70年的胡佩兰医生逝世，享年98岁。她是全国年龄最大的注册志愿者，在平凡的医疗岗位上做出了不平凡的贡献，用自己的一生为我们诠释了"仁医"两字。她留给世人的最后一句话是："患者都看完了，咱回家吧。"

医者父母心，这句话在胡佩兰的身上非常恰当。她视患者如亲人，视医德如生命，用心看病，以爱感人，从她的身上我们可以看到四个闪光的大字：大仁大义。她虽然离开了我们，但她的精神圣火却永远不会熄灭。她悬壶济世不仅是医病，更是疗心，让人懂得奉献的价值，明了责任的意义。她没有轰轰烈烈的惊人壮举，但却用自己的坚持和爱心，为我们树立了一个当代好医生的表率，赢得了社会的尊重。

2014年2月10日，胡佩兰被评为2013年度"感动中国"十大人物之一。颁奖词是这样说的："技不在高，而在德；术不在巧，而在仁。医者，看的是病，救的是心，开的是药，给的是情。扈江离与辟芷兮，纫秋兰以为佩。你是仁医，是济世良药。"

2016年7月，由国家卫生计生委宣传司、河南省卫生计生委等单位联合摄制的"感动中国"人物电影《仁医胡佩兰》在河南首映，全景式地展示了仁医胡佩兰不平凡的一生，浓缩了她一生的坎坷、顺逆、苦乐、自强、大仁、大义、大爱和真诚，观看者感动不已。她只是一个平凡得不能再平凡的人，做着极其平凡的事，却感动了每一个得知她事迹的人。

"德技双馨"是仁医的基本要素，胡佩兰完全配得上这样的称呼。一句"患者都看完了，咱回家吧"，一句"医生是感情投入的职业"，一句"活一天，看一天"，她留给我们的不仅是心灵的震撼，更是对灵魂的精神洗涤。

仁医胡佩兰的感人事迹，从正面反映了当代医务人员的精神风貌，树立了卫生系统的良好形象，成为改善和重塑医患关系的一剂良药。而今，我们每一个医务人员都应该向胡佩兰医生看齐，学会如何做人，如何完善人格，如何做一名像她一样有高尚道德的人。

医生是一种需要博学的人道主义职业

医生是一种真正需要博学的人道主义职业，医生需要一个科学家的头脑和一颗传教士的心。医学虽然是一门科学，但其服务对象是人，更是一门人学，这就要求医生一定要培养自己的人文情怀，提升自己的医德修养，让自己拥有关心患者疾苦的仁慈悲悯之心，济世救人，把人间大爱普照到社会大众身上。

作为一名医生，只有拥有一定的人文情怀后，才会把患者的生命健康看得高于一切，将职业视为使命，懂得将心比心、换位思考。若无人文情怀，没有一颗悲悯之心，不会换位思考，就不会体恤患者。当患者饱受病痛折磨而痛不欲生的时候，医生却在旁边嬉笑打闹，谈笑风生，这样的医生，怎么可能被患者认可？这时的医患关系，又怎能融洽？

作为一种人道主义的职业，医生必须具备比较高的职业素养。医生的职业素养包括很多方面，主要有职业精神、人文情怀，这些因素决定着一个人的工作质量。概括地讲，医生的职业素养最重要的是以下几个方面：

首先，要注意自己职业形象的塑造。职业形象是职业素养最直接的表现，也是职业精神最具体的体现。形象就是精神的表现，患者对医护人员优劣的评价，第一印象就是职业形象。一个热情周到、利索干练的医护人员和一个萎靡不振、神情慵懒的医护人员给患者留下的印象绝对是不同的。在患者看来，他们一个自信，一个消极，患者是不可能把生命健康托付给后者的。

在患者心中，医护人员就是自己的救星、救世主。如果这些"救星们"本身就不干净、不自信，患者如何相信他们？只有深沉稳健、干练利索、细心耐心、敢于担当的医护人员才是患者心目中理想的形象，才让患者拥有安全感。

医护人员的形象也反映了对患者的态度和尊重。医学家张孝骞十分注意医务人员的形象，对于衣冠不整、胡子拉碴的医生他是不许他们进病房的。他说："仪表端正、和蔼可亲、主动周到，不仅是一般服务态度问题，而且是临床工作的需要。因为良好的医德，是赢得患者信任与合作的必要条件。"注意自己的形象，就是对患者的尊重。

其次，要不断提升自己的科学素养。医学是一门科学，科学素养是执着的科学精神、严谨的工作态度、扎实的专业知识有机结合的表现。作为一名医生，只有拥有了探索科学的精神，才能作风严谨、刻苦钻研、精益求精、超越创新，为患者提供高质量的服务。

医学不仅是科学，更是人学，因此医生除了具备科学精神外，还必须具有人文精神，不断提升自己的人文素养。不少医护人员认为患者是来治病的，治好他们的病就可以了，没有必要嘘寒问暖，浪费感情。还有些医务人员十分嫌弃患者，看到患者呕吐就马上躲到一边。

有位来自农村的老年脑梗塞患者，好不容易经过儿女的劝说来医院检查，接待他的医生让患者撸起内衣袖子，在给患者测血压时，医生很鄙视地说："你已经很久没有洗澡了吧，这么脏。"当着儿女和其他陌生人的面，老人的自尊心受到了极大的伤害，他站起身就走，坚决不看病了，任凭儿女们如何劝说也没有用。

医生面对的不是冰冷的机器，而是感情丰富、情感脆弱的患者。患者突然从健康人变成患者，正是需要特殊关照的时候，对待他们理应多一点爱心、同情心、慈悲心、责任心、耐心，让他们感受到关心与关爱，这才是医学人文素养的表现。

再次，作为一名医生还需要提升自己的身心素养。所谓身心素养，就是身体素质和心理素质的结合。对于医务人员来说，有时一个大手术需要十几个小时甚至更长的时间。因此，良好的身体素质、坚强的意志力十分重要。要提升身心素养，就不应长时间沉醉在娱乐场所，以免损害身心健康。可以到大自然中放松自己，经常参加一些体育锻炼。

医务人员在提升身体素质的同时也要提升心理素质，培养良好的心理承受能力。患者的性格多种多样，再加上他们被疾病折磨得十分痛苦，有时难免会出现一些过激言行。此时，医务人员要克制自己的情绪，容忍一些，这是对他人人格的尊重，也是自己职业素养的表现。

无论哪个时代，一个对工作负责、对患者负责、对医院负责、对自己的成长负责的医生，都要具有这些职业素养。医生只有具备了这些良好的职业素养，才能培育出博大的人文情怀，从而产生源源不断的工作动力，更好地为患者服务，自己也能实现从平凡到优秀、从优秀到卓越的一次次跨越。

作为一种人道主义的职业，医生应该崇尚医学美德，彰显人文情怀，通过彰扬医学美德来拉近自己与患者的距离，从而走进患者的心灵，真正成为患者心中可以信赖的好医生。

所谓美德，是一种备受大众推崇的高尚德行，它提倡一种自制的、积极的、使人变得更加美好的人生态度，是至善、至纯、至真、至高的人性结晶。而医学美德也可以简称为医德，则是医务人员在长期医疗实践中形成和表现出来的一种良好的、稳定的、得到大众赞赏的心理状态和行为倾向。它是医学伦理的基石，是医学的精气神，可以使医务人员变得更加优秀，更加受患者欢迎。

医学美德在社会与医学不断向前发展的过程中不断凝练、升华，以适应社会的进步和时代的要求。在当今社会和医学背景之下，医学美德也被赋予了新的内涵，主要包括仁慈、诚挚、严谨、公正和节操。医学的本质是人学，医学的这个特征要求医生这一职业必须以医学美德为支撑。

医德是医学的根本和内涵，无论是医学还是医生，都是无德不立。事实上，医学美德是无法加以规范和衡量的，也不能用法律法规来加以约束，而只能是医务人员在诊疗患者的医疗实践中，通过价值观的改造，将其内化为自己内心的自我价值追求。

就医学美德的主要内涵而言，仁慈，即仁爱慈善，就是对患者同情、关心、爱护的人格质量；诚挚，即忠诚于医学科学，坚持真理，忠诚于服务对象，以心相待；严谨，即严肃谨慎，指行为之前的周密思考和行为过程中的小心谨慎；公正，指医务人员一视同仁地对待服务对象，合情合理地处理公私关系和分配卫生资源；节操，指医务人员扬善抑恶，坚持医德原则和医德规范的坚定性。

崇尚医学美德，体现的是一个时代的进步和社会的发展。事实上，正是对医学美德的尊崇与向往，医务人员才能对患者赋予人性化的照护，尊重患者，敬畏生命，在诊疗过程中彰显医学的人文本色，使医学在很长一段时间内散发出熠熠的人性光芒。

医学的人道主义是医生的金色外衣，它让我们在事业道路上时时绽放出暖人的霞光，抚慰每一位患者的灵魂。

医乃仁术，无德不立

医学领域本应该是纯洁无瑕，不被凡尘琐事污染的净地。然而，令人遗憾的是，随着医学技术的快速发展以及市场经济向社会生活各个领域的日益渗透，在医疗市场化、政府对医疗事业"断奶"、"金钱至上"的社会大环境下，医学美德这一核心职业要求正面临着严峻的挑战，许多不符合规范的行为和过度膨胀的欲望，正在脱离道德力量的约束而滋生蔓延。

医院推向市场后，为了求生存求发展，开始走上创收逐利之路，医务人员开始开大处方、做过度检查，医学美德被有意无意地忽视或回避，医务人员的人文情怀开始普遍缺失，一些不和谐的现象也不断地出现，医患关系日趋紧张，严重影响了医学的发展，损害了医务人员的形象。

医学美德严重下滑这一不争事实的一个突出表现，就是去道德化倾向的出现。所谓去道德化倾向，就是在医疗服务过程中，一些人为了实现无节制的欲望，而开始摆脱道德的约束，淡化、贬低道德的作用和意义。去道德化倾向的出现，诱发了无节制的自由与私欲，造就了一批道德低下甚或根本不讲德性的人，使得医疗行业的一些潜规则变得"合乎情理"了，有时甚至为了自身利益而不惜损害患者的利益，道德权威就此沦丧。

这场道德危机的另一个突出表现，就是医学美德被贬损和边缘化，坚持良心的行为被嘲笑，受孤立；维护医生和医院德性的呼声，被视为医疗市场化的绊脚石；呼吁不要收红包、不要收回扣的人，被视为医院的异类。如此种种道德被贬损和边缘化的现象，表明医学美德已走向崩溃的边缘。

医乃仁术，无德不立。医疗是一个特殊的职业，在许多情况下要依靠医生的仁慈、诚挚、严谨、公正和节操等医学美德。摆脱当前医学美德的困境，需要重视德性伦理。医师只有在诊疗过程中，自觉调整、约束自己的行为品行，即所谓的医德自律，才能彰扬医师美德，成为一名合格的医务工作者。

在当今众心向利的情况下，彰扬德性伦理并非不可能。事实上，中华文明几千年来形成的医德传统并没有泯灭，在医疗卫生系统中仍然存在着一股浩然正气，无数人依然没有忘记初心，在从医之路上砥砺前进，渴盼着沐浴医德的万丈光芒！

一百多年前，伟大的医学家、现代临床医学之父威廉·奥斯勒就指出，医学实践的弊端在于历史洞察的贫乏、科学与人文的断裂、技术进步与人道主义的疏离。一百多年后的今天，这三道难题依然困扰着现代医学及医疗的发展改革。要解决这个问题，必须加强对医学美德的教育和重视。不强调医学美德的观念和价值，不加强医学人文的修养与历练，不提升职业精神和内涵，医学弊端必将继续严重影响现代医学的发展。

对医务人员进行道德教育，让他们把握在当今医学和社会背景下的医学美德，明确医方对患者、对社会所应承担的道德责任，为医务人员的行为提供标准和发展方向，是医务人员养成良好医学美德的前提和基础。

在加强医学道德教育的同时，需同步加强医学道德修养。只有医务人员自身加强医学道德修养，把外在的医学道德规范转化为内在的医学道德规范，由医学道德认识开始，经过医学道德情感、医学道德意志中介，最后树立医学道德信念、形成医学道德行为习惯，医学美德才能形成。

医务人员的完美人格，无疑需要德才兼备：一方面，具有精湛的医术；另一方面，具有高尚的医德。大医精诚、医乃仁术。古人早已认识到这一点。医学美德应该成为医务人员医德修养的目标和方向。

作为一种人道主义的职业，医生应该具备心地善良的品格。说一个人心地善良，是指这个人德行好，慈善，人品敦厚，没有恶意的用心。心地善良是人性光辉中最温暖、最柔情、最令人心动的一缕。作为一名医生，一定要心地善良，这是医生最基本的品格。

著名的林巧稚大夫，就是一位心地善良的医学大家，她亲自接生了5万多名婴儿，被人尊称为"东方圣母""生命使者""万婴之母"。她医德高尚，医术高明，体恤患者，满怀大爱，一生崇尚医德，关爱患者，恪尽职守，誓做人民的好医生。

从走上工作岗位直到临终之际，林巧稚的心中装的只有妇女、儿童的安危。在生活和事业两者不可兼顾的情况下，她毅然选择事业，为了神圣的妇产科学终身未婚，把毕生精力全部献给了妇女儿童的健康。

当年林巧稚在上海参加协和医学院的招生考试时，遇到一位考生突然昏迷，她立即放下手中的笔，和老师一起将昏倒的考生抬到医务室去急救。考生慢慢醒过来了，而林巧稚却因此耽误了考试。但她对此一点也不后悔。就在她认真复习准备来年再考的时候，却意外收到了协和医学院的录取通知书。她的善良和关爱他人的真诚情怀，感动了协和医学院，校方肯定了她的个人品格，破例录取了她。

林巧稚的善良本性决定了她后来的人生，这也是协和医学院最看重的。事实上，善良是一个人，特别是医务人员最重要的品格和素养。因为心地善良是一个人所拥有的良好习惯，是一种自然而然、不需思考的利他行为，是人生道德质量的升华。

心地善良是在无关重大是非原则问题时，表现出来的仁爱、厚道和宽容，是对真善美的尊重和顾惜，是一个人品行端正的彰显。心地善良的人会爱身边一切值得爱的东西，帮助一切需要帮助的人。他会将自己的内心活动转化为实际行动，不为任何因素所驱使，努力去帮助他人。

医学是一种真正需要博学的人道主义职业，期待广大医务人员通过彰扬医学美德、提升内心之善来重塑自己的美好人格，为这个人道主义的职业增光添彩。

医学是最人文的科学、最科学的人文

美国学者佩里格利诺说："医学是最人文的科学、最经验的艺术，并且是最科学的人文。"一个有人文情怀的医务人员在面对患者的时候，看到的不仅是"病"，更是患病的"人"。而今，医学模式正由"单一"的生物医学模式向"全人"的"生物—心理—社会"医学模式转变，其实正是在向医学的人文性和使命感靠拢。

西方医学之圣希波克拉底说：医生有三件法宝，分别是药物、手术刀和语言，其中语言的力量远远超过了三分之一。医生的语言就像药物和刀子一样，可以救人，也可以伤人。在行医过程中，医生的语言、动作、表情、甚至姿势都有可能影响患者本来就因为患病而变得更加脆弱的心灵。

医学是一门技术，同时也是一门艺术，更是一项使命，它要求医生付出全部的精力和时间，投入满腔的热情。那些令人尊敬的大医，都是将医学当使命、全心全意对待工作、用心体验患者疾苦的人。林巧稚、张孝骞、裘法祖、华益慰等一个个闪光的名字，为我们树立了光辉的榜样。他们的心中，装的始终是患者，唯独没有自己。他们的心中，装满了对人类的挚爱。

医生行医，一定要有爱心，树立关爱患者、敬畏生命的从医理念，一切以患者为中心，在治疗疾病的同时，还要处处顾及患者的感受，通过语言和患者做心与心的沟通和交流。

目前，许多国家将医学人文课程作为医学生的必修课，而我们的医学教育多年来对这一领域的关注欠缺很多，直到 2005 年 11 月，教育部"十一五"国家级规划教材（课程）目录中才将"医患沟通学"列入其中，医患沟通作为一门课程才在全国的医学院校中逐步开展推广起来。事实上，如果我们没有了医患沟通的责任和愿望，缺失了医学的人文情怀，也就没有了做医生的资格。

现代医院管理者根据医学的本质提出了"以患者为中心"的服务理念，这就要求医务人员在关注医学科学进步、解除患者肉体病痛的同时，以"全人"医学模式关注心理、社会因素对患者的作用，关注医学活动中的道德、责任、诚信、仁慈等，从而解除患者伴随病痛而至的精神压力。

医学的目的是维护健康，挽救更多的生灵。医学的发展饱经沧桑，它的每一步成就都融入了人们的无限心血甚至生命。现代医学要走出困境，除了体制机制上的改革外，更重要的是纠正医学仅仅是一种职业的错误想法，明确它是一种富含人文内涵的艺术和使命，彻底摒弃技术至上、唯技术是从、轻医德修养、轻人文精神的所谓职业头脑，将禁锢医学发挥最大效能的瓶颈打个粉碎。

行医是一种艺术，更是一种使命。鉴于此，我们应该永葆一份对生命的敬畏、对人类的博爱、对职业使命感的尊崇和对人文艺术的追求，努力实践医学与人文的统一，构建和谐的医患关系，让医学不断进步，真正成为一门仁术。

在短短一百多年中，医学科学发展迅猛，新设备、新药物、新技术、新方法层出不穷。然而，在医学的科学性得到大幅度提升的同时，患者对医院的诟病也增多了，医患之间的关系变得紧张，现代医学之路仿佛越走越窄，越走越难了。究其原因，很大一部分因素应该归罪于在医院"硬件"快速提升的同时，医院的"软件"没有得到同步的提升。

事实上，"硬件"固然重要，但是"软件"才是我们医疗工作中最为重要的部分。"软件"具有极其宽泛的内涵，组成了医院的软实力，值得我们进行深入探讨，并加以重视。"软件"中一个至为重要的部分，就是医学人文精神。纵观当今医务界，我们缺失最为严重的恰恰就是医学人文精神，这成了制约当今医学发展的一个突出障碍。

长期以来，医学就一直是科学与人文的统一，是一门以有生命、有思想、有情感的人为对象的自然学科与人文学科交叉渗透的综合学科。医学融合了医学素养和人文情怀，富含人性的温度。

一百多年前，现代临床医学之父威廉·奥斯勒就在《行医的金科玉律》一文中指出："行医是一种艺术而非交易，是一种使命而非行业。这项使命要求你们，用心要如同用脑。你们最能够表现自己的，不在于药水和粉剂。"在文章结尾的时候，他说："对你们这群默默的工作者来说，无论在哪里你们的天职都是一样的，即以希波克拉底的标准，用知识、能力、爱心与正直去承担最艰难的工作。说到爱心，是在日常生活中对弱者表现关怀与亲切，对伤病者心怀悲悯，对所有的人给予仁慈。"

令人欣慰的是，威廉·奥斯勒百年前的声音，而今正回荡在医学的上空，现代医学已经充分认识到，医学的本质是一种艺术和一种使命，做一个好医生一定要用心如用脑、敬畏生命、珍惜生命、呵护生命。虽然医学的道路坎坷，有时候生命要靠生命来挽救，然而为了人类的健康，医务人员付出再多也在所不惜。拯救患者，舍我其谁！

2003 年春，传染性极强的"非典"在广州流行，时任广东省中医院二沙岛分院急诊科护士长的叶欣，满含对患者的大爱，无所畏惧地战斗在抗非第一线，在救治"非典"患者的过程中不幸受到感染，永远倒在了她热爱的护理岗位上，年仅 46 岁。

在抢救"非典"患者的过程中，保持患者的呼吸道通畅极其重要，在清除气道内痰液时，又非常容易被传染。抢救室里，面对危险和死亡，叶欣总是冲在最前面，抢着为患者做呼吸道护理。当其他护士要去替她时，又总是被她拒绝，她斩钉截铁地说："这里危险，让我来吧！"

叶欣在抗非第一线，做出了最真情无悔的勇敢抉择——尽量包揽对非典患者的抢救、护理工作。她知道这样做的后果，但她心甘情愿。"我已经给这个患者测过体温、清理了呼吸道，你们就别进去了，尽量减少感染的机会吧。"在这个没有硝烟的战场上，叶欣这番真诚的话语令许多年轻护士潸然落泪。

叶欣，一名柔弱的女性，一名急诊科的普通护士，她的心中只有患者，只有病情，只有同事，唯独没有她自己。她就这样以白衣战士的英勇无畏，悲壮地实践了南丁格尔精神——燃烧自己，照亮别人，用自己的生命忠实地履行医学的使命。

作为医者，我们都应该向叶欣学习，将医学当作一种使命，加强自己的医德修炼和医学人文精神培育。古人云："夫医者，非仁爱之士不可托也，非聪明达理不可任也，非廉洁淳良不可信也。"

作为担当使命的医者，我们要用艺术的手法将自己塑造成一个医学家，而非开刀匠。要成就这一理想，被患者所爱戴，就必须不断提升自己心中的医德情怀和人文素养。当我们的心中没有了医德与人文的一席之地时，我们也就失去了前进的方向与目标。

我们之所以学医、从医、行医，就是为了达到一种崇高的境界——大医的境界，这应该成为我们每一个从医者的追求。医护是神圣而崇高的职业，我们应该为我们职业的崇高而自豪。

医学人文精神，温暖医患之心

医学是有温度的，没有温度的医学，不是真正的医学。人文医学以特有的医学人文关怀，传递着医学的温度。要做一个好医生，接近大医的境界，首先要自己有温度，只有这样才能给患者传递暖暖的温情。医术是一切技术中最美和最高尚的，它是有温度的，而不是冰冷的。

一个好医生，除了技术出众外，还需具有仁爱之心和怜悯之情，具有慈悲和以人为本的胸怀。在他的成长过程中，至少包含了以下两个方面的素质：一是医疗技术的不断学习和提高，通过不懈努力，使技艺日臻化境；二是道德的自我净化，以敬畏、悲悯之心固守道德底线，不断提升道德修养，追求理想的人格和一心向善的情怀。

医学同时也是人学，具有特殊的属性，集中体现在对患者的同情之心、怜悯之心和关爱之心上，体现在无论何种情况下患者的生命高于一切的坚持。行医不仅是医病，更是医人、医心，医务人员的医德修养和人文关怀在这一过程中举足轻重。

医生不仅是一种职业，更是一项崇高的使命，从超越职业本身的道德层面看，没有任何一种职业可以和医生相提并论。千百年来，医者就是靠着医德修养和由此取得的社会信任而延续自己职业的。

医学历来是一门最富人文关怀和人性温暖的科学，是世界上所有行业中最带有道德感的专业。从道德层面要求，医生要有自我牺牲的精神、纯洁的心灵、坚强的意志、清醒的头脑、高尚的医德和整洁的身体。

医学服务的直接对象是一个个活生生的个体，作为一名"医病、医身、医心"的医生，其社会形象直接关系到患者是否会信赖自己。医生开给患者的第一张处方就应该是"关爱"。只有心存悲悯、关爱患者、以道德规范行为的医者，才能得到患者的尊敬和信赖，才可以真正被尊称为医生。

现代社会强调医学的二重性，即"技术"和"人文"两个要素。如果一个医生只讲"技术"不讲"人文"，把医学当成物理学或生物学，把治疗对象当成"物"，则他就失去了"人性"。医生治病救人，治病是手段，救人才是目的。可事实上，医生在临床看病的时候，常有"不仁"之处，这个现象非常值得我们重视和深思。

一个案例是，一位女性癌症患者害怕化疗会掉头发，医生训斥道："头发重要还是生命重要？"听起来，医生说得有理，但患者会感到这位医生只会看病，却不懂"人格"和"人性"。事实上，在年轻女性看来，很多人会把头发看得比生命更重要。如果治病的目的只是把病驱除，而不顾患者的感受，就不是真正地治愈了疾病。

另外一个案例是，一位年轻的乳腺癌患者手术切除了乳房，放疗、化疗又使她面黄肌瘦、头发脱落。医生对治疗很满意，因为消灭了癌组织，在学术上得了满分。但患者出院后面对自己面目全非的形象，产生了自杀的念头，这便出现了"治病不救人"的偏差。

以上两个案例，就是见"病"不见"人"的单一的生物医学模式，医生只管治病，却忽视了疾病与人的整体、心理以及社会环境的关系，从而导致了一系列的医患纠纷问题。而今，现代医学正在倡导医学模式向"全人"的"生物—心理—社会"医学模式转变。"全人"医学模式综合考虑了影响人体健康的多种因素，呼吁医学人文精神的回归，主张医学与人文的结合，为现代医学指明了方向。

"全人"医学模式要求医生要懂得心理、社会、环境因素对人体健康的影响，要心怀爱心，同情患者，抚平患者的精神创伤，从仁者爱人的感情角度出发，令医疗服务更加人性化。上述两个案例中，医生应该设身处地，换位思考，从"全人"的角度耐心向患者解释，头发掉了可以临时用假发，之后还会再长出来的。要让患者树立信心，医生在施"仁术"中维护和提高患者的生活质量，使患者在躯体和精神上都能得到康复。

　　一位中年女性因为煤气中毒，导致了视神经的一过性损伤，暂时双目失明，在院治疗期间，她不停地发脾气，打骂丈夫和护理人员，谁劝都不听。医生的治疗方案无法实施，护士的护理工作也难以开展。这时候，只有护士长主动接近患者，但是30年护龄的丰富经验也未奏效，患者仍然大吵大闹，不配合治疗和护理。颇受打击的护士长，下班回家还在琢磨这个患者，晚饭后散步时，突然想到患者是突然失明，她也可以蒙上眼睛试试，也许能找到患者无故大发脾气的原因。于是她就在一条天天散步的花园小径上蒙上了双眼，还让陪同的丈夫在边上看着，以免发生意外。让她意外的是，蒙上双眼后，恐惧感瞬间袭上心头，她还没迈出10步，就跌倒在小路边的灌木丛里了。顾不得脸上的擦伤，她激动地对丈夫说，我终于能理解我的患者了，她是害怕呀。

　　第二天上班，护士长找到这个患者，一把抓住她的手："我现在就是你的眼睛，你不要害怕，我来告诉你，怎么倒水，怎么上厕所……"患者先是很意外，然后非常感动，流下了眼泪，于是积极配合医护的治疗，也在预期时间内达到了治疗效果。

　　这是一个非常感人的医学人文暖人心的例子。医护人员的人文关怀，治愈了患者的疾病，也真切地抚慰了他们的内心。反过来，还给予了我们医护人员温暖和力量。医患本是一体的，今天的医护人员，未来有可能是患者，我们都需要医学人文精神的说明和安慰。

　　遗憾的是，临床工作中医生遵循这一"全人"模式的情况还很少，见"病"不见"人"的情况却比比皆是。为此，加大医学人文精神的培育力度，加快推进"全人"医学模式，将医学人文精神与医学科学精神有机融合，已经成为当务之急。

医学是最人文的科学，是最科学的人文，作为一名医生，要时刻不忘医学的人文性。没有哪一个患者不需要医生的抚慰，医生也可能会成为患者，医学人文精神的回归，才能让我们的医学富有人性的温度。

医学不可以傲慢，生命需要用心呵护。医学只有在人文精神的引领下，才能摆脱功利主义的诱惑，肩负起为人类更好地生存和发展贡献力量的伟大使命。

医生的人文知识需要全面培养

当前，我国医患关系的现状不能令人满意，甚至可以说冲突频现。一方面，患者满意度低下；另一方面，医学院校的招生条件却在降低。患者满意度低下的原因有很多，生源的综合素质不比以往，医生的医学人文知识不足，导致医疗服务失去人性的温暖，这些都是重要的原因。下面，我们再谈谈医学人文知识缺乏的一些原因。

首先，医学科普教育的不足是很重要的一个原因。改革开放40年，我国的社会生产总值大幅上升，人民群众的生活水平有了翻天覆地的变化，人民群众的医疗服务需求也相应有了很大的提升。这本来是一件好事，能促使医学界全面、更快地提升与发展。但是，人民群众在对医疗服务需求提高的同时，医学常识却没有同步增长，因为不了解、想当然，所以就容易对医疗后果的期待有不切实际的要求。目前有相当一部分医患纠纷就来源于患者对医疗效果期待的畸形升高，部分人把医院当成了保险箱，把医疗行为当成了商品交换，认为付了钱就不应该出现不良的医疗后果，一旦出现治疗失败就难以接受。

其实，医学是一门特殊的科学，有它的科学性和局限性。目前还有好多医学难题没有攻克，很多疾病无法治疗或者治疗效果较差，还有更多的疾病甚至无法明确诊断。医生是人不是神，医疗技术的局限落实到具体的医生身上，更是不可能治好患者的所有疾病。

只有医学科普知识宣传到位，民众才可能消除对医疗效果不恰当的高期待，对科学、生命也才会有更多的敬畏之心，对医生、护士、整个医疗行业才会有更多的尊重和理解。所以在这里，我要呼吁将医学科普教育纳入义务教育之中，进行全民普及。

其次，是医学人文在医学学历教育中的不足。医患矛盾的产生除了患者原因外，更有医方的原因，而医方原因集中在人文知识的不足上。

医生对患者的人文需求认识不足，根源是在相当长一段时间的医学教育中，医学人文课程严重不足。对于五年制医学教育，国内医学院校在相当长一段时间里，把本应该设置的人文课程全部替换成了医学基础和专业课程，这使得培养出来的医生自身人文修养就不足，再加之国内医院医生的现状是繁重的临床工作与超负荷运转。当然，繁重的工作不是医学人文精神缺失的托词，但是超负荷的工作量让医生完成技术服务都疲于奔命，就很难顾得上对患者的人文关怀这种更高层次的追求了。

医学人文素养低下与人文课程安排不足的关系，好多医学类高校已经认识到了，2005 年以后，医学类院校遵照教育部的要求全面设置医患沟通课程就说明了这一点。在南京医科大学的医患沟通学课程中，应用情景化教学和标准化患者（SP）进课堂的教学方法，使得教学效果切实而生动，受到学生的大力欢迎；有的高校还开设了另外一些人文课程如医学伦理学、医学史、医学哲学等。但是，以上课程甚至包括医患沟通在内的绝大多数人文课程是作为选修课存在，学校的不重视更导致了学生的敷衍。

医学人文教育仍然亟待重视和改善。

再次，是医学人文教育在住院医师规范化培训中的不足。2014 年开始，我国在全国范围内全面铺开住院医师规范化培训制度。我们惊喜地看到，2014 年的《住院医师规范化培训大纲（试行）》中出现了医患沟通的内容。

作为在职教育的重要组成部分，住院医师规范化培训承担着将医学生培养为医生的具有桥梁纽带作用的责任，加入医学人文知识的培训，意味着国家开始重视对患者人文需求的重视，这是一件里程碑式的事件。

然而遗憾的是，至今四年多过去了，第一批参加规培的住院医师已经结业了，但是在目前公布的技能培训考核方案里，对医患沟通等人文知识的考核，只在分站式考核第一站的笔试部分出现轻描淡写的一题案例分析题，在 SP 的考核中并未设置单独的沟通考题。真心期待在今后的考核方案中，人文方面的考题比重会增加，真正让医生在住院医生培训阶段就重视人文关怀，使患者能够沐浴在人文关怀的暖阳之中。

医学人文知识在社会大众中的需求很高，然而作为人文关怀的提供方，医务人员自身素养却堪忧。冰冻三尺非一日之寒，要解决这个问题，也非朝夕可以达成。理想状态当然是社会大环境从义务教育阶段就全面普及医学科普知识，学历教育阶段作为必修课集中设置，住院医师规范化培训阶段强化教育实践，医学继续教育阶段重视人文课程比例。当然，从小欠缺的医学科普知识不可能一下子补起来，然而目前要做的，至少应将医学人文教育贯穿于医学教育的始终和医学终生学习的课程目录。

未来的医生应是一个人文修养深厚并注重患者人文需求、掌握先进医疗技术的综合型人才。让我们翘首以待。

医学人文精神需要
社会提供培育的沃土

　　医生的人文知识不但需要社会大众科普的全面开展，还需要社会提供滋养的沃土。

　　医学是一个具有人文属性的特殊学科，医学关注人的生命，也关注人的价值、人格和尊严。医学的人文属性决定了从医者需要具备高尚的情操和特殊的人文素养，所谓"才不近仙者不能为医，德不近佛者不能为医"。这里所说的"才"指的是"技术"，医学是科学，需要执着的精神、严谨的态度和扎实的专业知识。然而，光有才不够，医生还要有"德"。"德"是道德，即"善"，善既是自生的美好质量，也是对患者的悲悯之心及人文情怀。医生的"德"不是天生的，需要长时间的孕育和培养。这个培养，绝非简单地看一两本书，上几堂课就可以速成的。

　　下面，让我们来回顾一位苍生大医的从医之路。

　　世代相传的"杏林"与中医结缘的典故，人们都不陌生。相传三国的时候，在福建侯官这个地方出了一位高明的医生名叫董奉，后来他隐居江西庐山期间，对众多慕名而来求医的百姓，从不收取任何费用，但要求被治愈者种植杏树作为纪念。

　　他治病不收钱，但看好病的人如果患的是重病，就要在山上种五棵杏树，如果患的是轻病则要在山上种三棵杏树。几年以后，被他治愈的患者不计其数，山上的杏树已经多达万余株，郁郁葱葱成了一片林子，吸引了许多禽鸟野兽来此休养生息。

董奉在杏林美景中修身养性，读书看病，很是惬意。杏子熟了以后，来购者一律不收钱，只用米作交换。他在林中建了一座谷仓，在谷仓前挂出一个告示：想买杏的人，不需要与杏林主人说，买多少杏子拿等量的谷子倒在谷仓里就可以了。一担杏子换一担米，他粮仓里的米渐渐多了起来，堆成了小山。

这世上总有少数爱占小便宜的人，拿着大容器，装少量的谷子倒进谷仓，然后装了满满一容器的杏子准备离去。往往在这时候，林中突然窜出一群老虎，吓得那人连蹦带跳跌跌撞撞跑回家去。到家一看，容器里跑剩下的杏子还是跟谷子一样多。

更有不死心的人去偷杏子，结果老虎一路追随他回家，把他咬死了。家里人见是偷杏被老虎咬死的，吓得赶紧送还杏子，并抬着尸体去找董奉告罪求饶。董奉心地善良，仁义为本，用神奇的医术让偷杏人起死回生。

就这样，杏林年年丰收，同时再也没有人敢去杏林捣乱了。董奉凭着卖杏所得周济贫苦百姓以及断了盘缠的旅客，并关注他们的身体健康。受惠百姓每年竟达两万多人，董奉深受众人的敬佩与爱戴。这就是美丽的"杏林"传说。

斗转星移仙去也，长存杏林美名传。历经了多少代，"杏林"也由此成了中医学的代名词。至今，人们还用"杏林春暖""誉满杏林"来称颂医生高尚的医德，用"杏林高手"来赞誉医生精湛的技术，用"杏林佳话""杏林春秋"来讲述医事医史，"杏林春满""杏林春风"更是岐黄世家和中医药店堂的常用之词。

杏林的传说是一个带有传奇色彩的故事，故事中的董奉确有其人，千百年来人们争相传颂中医的医术惊人，而其中蕴含的医学人文道理却更是光彩夺目。然而，我们在颂扬董奉医德的同时，不得不面对现实进行反思。事实上，医生悲天悯人的情怀固然可贵，但是巧妇难为无米之炊，没有足够的经济实力，要给穷人免费诊疗也是很难做到或很难做好的，对此我们不能回避。

良医董奉不但自己深切体会患者的疾苦，还想方设法筹措资金，使美好的愿望得以实现。在社会大众不能遵守规则，甚至偷抢医疗基金时，他用神奇的方法去谆谆教导社会大众，实在不行他还会采取"雷霆手段"——用老虎把人咬死，再用神奇的医术将人起死回生……此后，那些不守规矩、心怀不轨的少数人也开始悔悟，并一心向善，致使社会民众都能遵守规则了。董奉充分施展其至高无上的医术和医德，救治了患者，净化了社会，被人争相传颂，流芳百世。

　　董奉的故事给我们的启发是，医学需要人文精神，而医学人文精神是需要社会的沃土来滋养的。幸运的是，我们生活在一片人文的沃土上，党的十九大的胜利召开已经让我们凝聚了价值共识，新时代的文化建设定会让中华文化展现出永久魅力和时代风采。

　　踏着时代的东风，我们新时代的医生在救死扶伤、治病救人的同时，定要担负起另一个责任，那就是在提升自己人文情怀的同时做好对病患的健康宣教和人文宣教。通过医患双方的共同努力，影响一方水土，营造出培养人文精神的社会沃土，让我们的社会变得更加和谐与美好，让医学人文在社会的沃土上生根、开花与结果。

医道天德，
古人给予我们的医学人文滋养

在宋代的《省心录·论医》中，对于医德是这样写的："无恒德者，不可以作医。"

元朝的王好古在《此事难知·序》中说："盖医之为道，所以续斯人之命，而与天地生生之德不可一朝泯也。"医生的天职，是帮助延续人们的生命健康，这种道所体现出来的德和天地养育万物的大公无私之德相一致，作为医生，一刻也不应缺少这种德。

明代裴一中在《言医·序》中说："学不贯今古，识不通天人，才不近仙，心不近佛者，宁耕田织布取衣食耳，断不可作医以误世。"如果一个人的学问不能贯通古今，见识不能通达贯穿天地人间的大道，才华不能脱俗出众，心灵不能亲近于佛，不具有一颗慈悲之心，这样的话，宁可种田织布维持生计，也断不可将医生作为职业去贻误生命。

古今中外，在探索医药真谛、治病救人的医疗实践中，出现过数不胜数的苍生大医和医德典范，他们无不遵循医道天德的古训，妙手丹心，医德至上，心系患者，济世为怀，竖起了一面面德艺双馨的旗帜，为世人所传颂。

古希腊的希波克拉底是西方医学的缔造者，不仅创立了西方医学体系，还确立了医学道德规范，著名的"希波克拉底誓言"就是他留给后世的道德遗产。

希波克拉底在他的"誓言"中说:"对传授我医术的老师,我要像父母一样敬重。我要竭尽全力,采取我认为有利于患者的医疗措施,不能给患者带来痛苦与危害。我不把毒药给任何人,也决不授意别人使用它。我要清清白白地行医和生活。无论进入谁家,只是为了治病,不为所欲为,不接受贿赂,不勾引异性。对看到或听到不应外传的私生活,我决不泄露。"

作为医生的职业要求,希波克拉底在他的"誓言"中给出了四项最基本的道德标准:对传授知识的老师保持一颗感恩的心;竭尽全力为患者服务,不给患者带来危害;绝不利用职业便利做缺德乃至违法的事情;尊重个人隐私,严格保守秘密。这四项最基本的医德标准,应该是每一个医生所必须坚持的信念。

毫无疑问,作为一名医生,要有爱心,懂得敬畏生命,关爱患者,感恩患者,坚守自己的职业道德,将技术建筑在医德的基础上,这完全是神圣职业的要求。如果医生的技术一流,却不讲操守,没有医德,缺乏对人最基本的感情,那将是其职业生涯的悲哀,必将导致生命的劫难和事业的毁灭。

希波克拉底作为人类医学史上的伟大人物,他的医德誓言就是立足于医学的道德性而阐述的,成为医生的职业道德准则和最基本的医德规范,每一个从医者入行时都应庄严地宣读这段誓言,由此做出医务道德的承诺。而今,希波克拉底誓言早已成为西方众多医学院毕业典礼上的宣誓词,被医务界推崇至极。

近些年,有感于医务界"医德失范,人文衰微"等现象,我开始不停地思考"医之魂"这个问题。医学,是真正体现人文关怀和人性温暖、生命价值的科学,而医之魂便是德,医德之修炼,离不开人文素质的提升。

医学道德与医学人文精神两者在本质上是统一的,都体现医学关爱生命、关照人性尊严的价值追求。从层次上看,医学人文精神高于医学职业道德,医务人员医学人文精神的培育有利于医学道德和职业精神的养成。

我国唐代的孙思邈是古今中外医德医术堪称一流的名家，他在行医过程中始终坚持做医生的道德标准，在他留给后人的宝贵财富中，论述医德的"大医精诚"一文是其中最为珍贵的部分。

孙思邈在"大医精诚"中，将医乃仁术的精神做了具体化，凝练成"精"与"诚"两个方面，并做了辩证的分析。"精"是指专业熟练，要求医者有精湛的医术；"诚"是指品德高尚，要求医者有高尚的品德修养和博大的人文情怀。精湛的医术只有和高尚的医德相结合，才能闪耀出美丽的光芒。

"大医精诚"以精练的语句，将苍生大医洁身自好、慎独自律、德术并举的高尚医德情操，清晰地展示在人们面前。所谓大医，必心系黎民百姓，以解救民众于疾苦、体恤民心为大。他告诫学医之人，要爱专业，精医术，把人病当己病，对患者一视同仁，团结同行共同进步。

孙思邈在"大医精诚"中对医德的强调，穿越浩瀚的中华历史，成为医者具有崇高医德、精湛技术的精神质量，对后世医务人员产生了深远的影响。通读此文，我感悟颇深，认识到为医者一定要心善似佛，崇尚医德，用一颗真诚善良的心去面对患者，既要"精"于医术，又要"诚"于品德，有"普救含灵之苦"的志向，唯如此才能担当起医者的责任。

"大医精诚"的医德古训，作为"东方的希波克拉底誓言"，已经成为一面镜子，我们每一位医务工作者都应该用心观照，自觉遵守，崇尚医德，以德养性，以德修身，心系患者，爱岗敬业，唯如此，才可成为深受人民群众欢迎的好医生。

医学是一门人道主义的职业，一端是科学技术，另一端是病痛中的患者，中间有一座医德的桥梁来做沟通。在大力提倡医德医风的今天，加强医务人员的医德教育，广泛宣传古今中外医德典范，帮助医务人员树立正确的人生观、世界观和价值观，对于促进我国医疗卫生事业的健康发展，必将大有裨益。

作为医务人员立身之本的医德，是道德的行业规范之一，是医务人员在整个医疗实践活动中应该严格遵守的行业规范和准则，涉及医务人员与患者及其家属之间的关系，涉及医务人员之间、医务人员与社会之间的关系。

中华民族历来重视精神与道德层面的追求，从古至今的中医大家都把"大医精诚"奉为圭臬，他们的身上闪烁着暖暖的人性色彩，留下了神农尝百草、橘井泉香、悬壶济世、杏林春暖、大医精诚、医者父母心等医德故事，这些医学文明史上的千古佳话至今仍在广泛流传，深深影响着当代医务工作者。

医德是医务人员的立身之本

医学道德是职业道德的一种，是医学职业精神的体现，它是指导、规范医疗行业的核心，是从医者应有的基本质量和立身之本，更是医疗行业的灵魂所在，应该主导医学的发展方向。

由于医疗活动的终极目的是救死扶伤、治病救人、增进人类健康、维护社会发展，因此医疗活动不仅涉及治病，还涉及人与社会。医疗活动的这个特点，要求医务人员在治病的同时还需治人，使得出院患者不仅身体健康，而且心理健康，能够为社会做出更大的贡献。

鉴于以上特点，医务人员良好的医疗技术固然重要，但高尚的医德更加要紧，后者才是实现医疗终极目标的重要保证。医德的好坏，不仅关系到医疗质量的高低，还与患者痛苦的增减息息相关，更关系到医患关系的调和与和谐社会的构建，因此医德在内容上必须具有高的标准、严的要求和完善的规范准则。

新时代赋予了医学更深层的含义，也赋予了医德崭新的内涵。2014年6月25日，中国医师协会出台了《中国医师道德准则》，规范了当代医师的道德底线，促使医师把职业谋生手段升华为职业信仰；医师应遵从行业自律的要求，以医师职业为荣，笃行中国医师道德准则，赢得社会的尊重，让医学的文化得以传承和发扬。

《中国医师道德准则》的基本准则为：坚持患者至上，给予患者充分尊重；敬畏生命，以悲悯之心给予患者恰当的关怀与照顾；不因任何因素影响自己的职业行为，拒绝参与或支持违背人道主义的行为；在临床实践、教学、研究、管理或宣传倡导中，承担符合公众利益的社会责任；终身学习，不断提高专业知识和技能；以公平、公正的原则分配医疗资源，使其发挥最大效益；维护职业荣耀与尊严，保持良好执业状态。

在提出基本道德准则后，《中国医师道德准则》又对医师与患者、医师与同行、医师与社会、医师与企业的关系做了阐述。要求医生坚持患者至上、敬畏生命、关爱患者、尊重同行、负起社会责任、正确处理与企业的关系。

《中国医师道德准则》是医务人员应自觉遵守的行为准则，是职业的要求和道德的责任。医务人员只有"厚德"才能"载物"，才能弘扬全心全意为人民服务的宗旨，履行救死扶伤的天职，承担守护生命和健康的责任。

医德是医疗行业的灵魂，是医疗卫生领域精神文明的一个重要部分。培育高尚的医德情操，树立良好的医德风尚，对于促进医务人员的优质服务，提高医疗质量，保障医疗安全，让医学回归人文，起着重要的作用。

当前，我国正处在快速发展和重要转型时期，这个过程艰难而曲折，在成绩突出的同时也出现了许多问题，表现在社会道德水平滑坡，两极分化严重，各种不良思潮冲击着人们的灵魂，一些人的信仰正在摇摆甚至缺失。

在医院里，过度市场化的医院要盈利，不健全的医疗体制下少数医务人员的医德被腐蚀，传统行医准则、医疗行为正受到社会现状、医院市场化运营、医患关系急剧演变等诸多因素的冲击，从医者的伦理道德出现了偏位，医德修养被弱化，患者对医生不再信任，医生对患者处处防备，医患关系走向了冰点。

在医疗服务过度市场运行的过程中，面对社会价值观的无情演变，少数医务人员无法抵御金钱利益的诱惑，医德沦丧，背离了为患者服务的宗旨。他们为了一己之利，不再医者仁心，而是沦为不法商贩的掮客、不良药商的内应。他们对患者的病痛毫不怜悯，却为了私利违背诊疗规范，开大处方、做大检查、乱用耗材、收受红包回扣，用非法所获充盈自己永远也满足不了的私欲。这些害群之马，直接损害了医生和医院的形象，而其自己，也必将走上一条不归路。

古人说："无恒德着，不可以作医。"直面时代的困惑，直面经济利益与职业操守的冲突，医务人员注定要承受更多的道德考验。事实上，我们要对得起自己的职业，就必须坚决地守住医德的底线，这是我们所选职业的要求。

当务之急，必须要进一步深化医药卫生体制改革，让医疗事业回归公益性、回归人文性；要推行"全人"医学模式，将"生物—心理—社会"医学模式落到实处，将医学人文精神体现在医疗过程中；要进一步加强医德教育，培育医务人员高尚的医德情怀，重塑医务工作者的职业形象和道德自觉。

不管现实多么不理想，作为医务人员，我们都要牢记自己肩负的治病救人的神圣使命。为了千千万万的患者，我们一定要珍视生命，勇于承担责任，心存悲悯，以道德规范自己的行为，而不能背叛先祖大医精诚、医者仁心的教诲，不能泯灭了医者的良心，不能让白色圣殿变得肮脏，不能让医德的信仰滑向堕落。

恪守医德，是业医之本。2 500多年前，希波克拉底就为我们制定了不朽的道德伦理准则。而今，面对不如意的现实，我们应该坚守在道德的高地上，用精湛医术和高尚医德竭尽全力去为患者服务。我们之所以学医，就是为了承担起医学的责任。淬炼至精至微的医术，敬畏生命，呵护生命，应该是我们践行医学人生价值的不懈追求。

敬业与奉献，走向大医的境界

"选择做医生，就是选择了敬业，选择了奉献"，这是在业内经常能够听到身边的医生说的一句话。

是啊，医生的职业神圣而崇高，直接面对患者的生命健康。既然选择了这个行业，就要热爱工作，忠于职守，主动承担救死扶伤的使命，一切以患者为中心，爱岗敬业，无私奉献，只有这样才能无怨无悔地做好本职工作，把患者的利益置于自己的利益之上，成为一名受患者爱戴的好医生。

门诊患者太多，吃饭一拖再拖，这是常事；手术一做就是大半天，一台接着一台，顾不得停下来喝口水，这是常事；节假日，甚至众人酣睡的夜间，一个电话，立即义无反顾地往医院赶，这是常事……是的，医疗事业关系着患者的生命健康，只要患者有需要，医务人员就要毫无条件地奉献，医生的时间不属于自己，而属于患者。

被誉为"东方圣母"的林巧稚大夫，为了妇女儿童的健康，奉献的不仅是时间和精力，还有青春、热血和生命。她一生崇尚医德，关爱患者，恪尽职守。从走上工作岗位直到临终之际，她心中装的只有妇女、儿童的安危。在生活和事业两者不可兼顾的情况下，她毅然选择事业，为神圣的妇产科学终身未婚。

她常常对身边的年轻医生说："作为一名医生，你的一举一动都要为患者负责，你的一言一行都要从患者的利益出发。对一个人来说，生命是最宝贵的，而现在这个人对你说，我把生命交给你，那么你还能说什么呢？说你冷？说你饿？说你困？你只有全力以赴去抢救患者，才对得起医生的称呼。"

工作中，我们都会有值班和休息，而林巧稚却说："我是一辈子的值班医生，无论是什么时候，无论在什么地方，救治危重的孕妇，都是我的职责。"

林巧稚把自己的一切，全都无私地献给了妇产科事业和她的患者。在她晚年病重的情况下，仍然顽强地坚守在临床第一线，忘我地为患者服务。她说："上帝如果让我继续生存在这个世界上，那么，我存在的场所便是在医院病房，我存在的价值便是治病救人。"

在她病情恶化生命垂危陷入昏迷的时候，还在断断续续地喊着："快！快！拿产钳来！产钳……"她像蜡烛一样，为了神圣的医学事业和妇女儿童的健康，在白色圣殿里燃尽了自己的一生。当岁月流逝，时光飘向遥远时，她的精神，她的情操，依然伴随着我们，激励我们努力使自己能够成为像林巧稚一样的医务人员。

当突发公共卫生事件发生时，当灾难中的生命受到威胁时，当患者的生命健康遭受病魔的摧残时，正是医务人员自觉担负起了救死扶伤、呵护生命的神圣使命，像勇敢的斗士一样无所畏惧，为了人类的健康而奋不顾身。这就是忠于医学、敬畏生命、无私奉献的精神，这种奉献，来自对人类的大爱，来自对救死扶伤、呵护生命的神圣使命感。

为了给人类找到治病的良药，古有神农尝百草，今有许多科技工作者和医务人员不惜在自己身上试验新药；为了寻找到沙眼的致病源，汤飞凡冒着失明的危险将他分离出的世界上第一株沙眼病毒（后来命名为衣原体）种植在自己的眼睛里；为了了解胰岛素对人体是否有毒性，班廷将牛胰岛素注射液注入了自己的静脉中；为了寻找到胃溃疡病的致病原因，马歇尔将幽门螺杆菌培养液喝了下去；为了研究循环系统的病理变化，福斯曼将导管从静脉插入自己的心腔内……

正是这种无私的献身精神，使得人类消灭了天花、战胜了鼠疫、降伏了麻风、攻克了白喉，从死神手中救下了无数的生命。正是因为他们的付出，医学才得以发展，人类才得以进步。

奉献精神是利他主义的表现，而利他主义是医疗行为的核心价值观，居于主导地位。医生要努力探索人类生命的奥秘，爱岗敬业，无私奉献，促进我国卫生事业发展，呵护人类生命健康，履行救死扶伤的神圣天职。

选择做医生，就是选择了敬业与奉献，只有这样，我们才能接近理想的医道。作为当代医生，我们的目标应该是把自己塑造成医学家，而非医匠。要成就这一理想，被患者所爱戴，就必须不断提升心中的人文情怀。我们之所以学医、行医，就是为了达到一种崇高的境界——大医的境界。

真正的好医生，医术精湛，信念坚定，品行高洁，本色不改。既深明哲理，又深明医理；既医理精深，又医德高尚；既热爱医学，又热爱人民，总以无尽赤诚善待患者，与患者肝胆相照。

医者仁心，一个伟大的医者，不仅凭医术，更凭仁爱感动世人。

信任，良好医患关系的基石

最近几年，我甚少看电视，医疗剧看得更少，总觉得画面中时不时出现的违背医疗常识的镜头让我胸闷，干脆眼不见心不烦。

最近一次出差，有个同行的年轻医生吃饭时还在追剧——《急诊科的故事》，引发了我的好奇心。这个周末我把这部剧搜了出来，匆匆看了几集，确实不错，最大的感受是真实——患者很真实，医生很真实，医生与患者的关系也很真实。

剧中有这样一个故事，给我留下了很深的印象。一天，急诊收治了一位患者，他告诉医生，他觉得自己的脸被人换过了，现在一边脸大，一边脸小，跟以前不一样了。患者神情严肃，非常郑重。接诊的年轻医生边问边记录病史，啼笑皆非。

按照常规，病史采集，需要问到既往有过什么疾病。患者很坦率地说："我好多年前得过精神分裂症，不过一直很认真地吃药，我已经好了。"离奇的主诉加上原有的精神分裂症病史，这个年轻医生不假思索地得出了初步诊断：精神分裂症。

患者看着医生问完、检查完之后的表情，还没等医生说话，就说："我不是精神病，我已经好了，我现在是真的觉得自己被人家换了脸……"

患者辗转跑过多家医院，看过好多个医生，没有一个医生认真对待他说的话，都认为是精神分裂症的一种临床症状。所以，一看这个医生的表情，他就知道，这个医生也把他当精神病了。他急了，不依不饶，一直重复那句话：我不是精神病，我不是精神病……

患者不依不饶，医生无计可施，最后，医生们请来了新就任的急诊科主任江医生。江主任重新采集病史，重新认真查体，她详细地询问患者："你说被人换过脸，为什么这么说呢？什么时候发现被人换的？除了一边脸大一边脸小，被人换过脸之后，你自己还感觉其他地方有什么不对呢？"

身后的年轻医生甚至憋不住想笑。江主任认真地一一检查他说的不对劲的地方……结果发现，患者的一侧眼睛视野明显缩小，同侧的听力和嗅觉也有受损。查到这里，所有的医生都清楚了，应该是颅内占位性病变。就算良性占位，手术也不可避免。告知患者之后，这位 39 岁的男性患者第一反应是号啕大哭。

大家都以为是他害怕可能诊断出恶性疾病，结果他的回答是："我不是怕死，我哭是因为终于有人相信我了，我看过那么多医生，大家都当我是精神病，没有一个人相信我说的话，只有你相信我，被人相信的感觉太好了……"

约翰·邓恩在《突发事件的祷告》中写道："疾病是最大的不幸，而疾病中最大的不幸是孤独。"无论古今中外，人们对精神类疾病都有一种本能的畏惧与不信任。这个不幸的患者患上了精神分裂症，更不幸的是在此基础上，他又患了颅内占位性疾病，他因疾病折磨去求医，还面临着医生的不信任，他苦苦地哀求着医生，希望能帮助他。

不幸中的不幸，孤独中的孤独。面对患者的眼泪和朴素的话语，作为医生，我们应当有所触动：如果能潜下心来倾听患者的声音——是的，要用心，大家懂的，是不是用心来听，听的效果完全不同。用心倾听患者，带着悲悯和真诚之心去倾听患者，就能发现更多的真相：患者的痛苦、孤独以及勇气。

我们每一个人都是患者，迟早是患者。对医生来讲，学会相信患者，并且教会我们的年轻医生如何去相信患者，意味着我们每一个人在面临疾病这个大不幸时，起码有一颗心愿意来抚慰我们的心。

　　现今对于医患信任，有一种全新的办法，就是叙事医学。叙事医学是用文学分析的技巧倾听患者的故事：理解患者的痛苦，钦佩患者的勇气。用叙事能力可以开启医患互信的大门。

　　医患信任不容易，尤其在我国现在这样一个大环境下。作为医生，选择相信自己的患者，相比患者相信医生，要更不容易一些。但是，相信患者，真切地去体会患者的痛苦与孤独，满怀怜悯之心，让患者得到医者的帮助，得到慰藉和同情，能让医患的两颗心距离更近，患者会更配合，也更容易让医生找出疾病的真相。

　　医生给别人的印象，大多是冷静、理智到冷血的存在。是的，医生必须保持冷静、理智的思维，才有助于在急危重症面前不慌乱，拿出专业的态度和技术，祛除病魔，给予患者踏实与安心。只是，除此之外，在没有那么紧急危重的关头，患者希望获得医生在理智和冷静之外和风细雨般的关怀以及爱。

　　我们可以想象，在信任的基础上，一个充满爱意的医患关系，才是让医患双方共同期待的美好景象。

　　信任，是良好医患关系的基石。

谈谈医患之间的换位思考

最近在网上读到这样一篇文章《每个医生，都应该接受一次痔疮手术》，讲一个医生自己经历的一次肛旁脓肿手术的经过和心路历程，从一个懂医学的患者的特殊角度来看医疗，写出了不一样的就医感受。看完感慨良多，我也来讲讲自己亲身经历的就医体验。

在相当长的一段时间里，我一直以自己身体健康而自豪，也从来没有急诊经验。自己的医保卡可以数年不用一次。可是有一阵子，调整岗位之后我有点不适应，新岗位要熟悉和交接的工作太多太过忙碌，只能不停地加班和熬夜，情绪上也比较焦虑，开始出现上腹部的隐隐作痛。我给自己诊断为胃炎引起的胃痛，压根没当回事，其间还在夜间发作过一次特别厉害的绞痛，我又给自己诊断为胃痉挛，因为半个多小时后自行缓解了。

终于，有一天晚上 10 点多，我正躺床上看书准备休息了，突然感觉上腹出现疼痛，跟之前一样，我起身倒了一杯热水，喝下去，咬牙忍着，等待着跟以往一样，过段时间后自行缓解。然而一个小时过去了，无济于事。两个小时过去了，居然疼得更加厉害了。我自己按压上腹部，压痛明显，我甚至怀疑开始有反跳痛了。这下意识到问题的严重性了，别是胃穿孔啊，不，也可能是胰腺炎……还是急诊去吧！

于是在凌晨 2 点的时候，我忍着剧烈的疼痛来到了急诊科，急诊医生问完病史做完查体，开出了一张腹部 B 超单。急诊 B 超的时候，超声探头一放上肚子，超声医生马上就惊呼了一声："啊，这么大！"

我一惊，忙问："怎么啦？"超声医生回答说："你这是痛了多长时间了呀？胆囊已经这么大这么饱满了，颈部还有石头嵌顿，恐怕得马上手术了！"

啊，不是胃炎，居然是胆结石引起的胆囊炎，而且还可能要手术啊……一时间，我出了一身冷汗。

住院手续简单又复杂，当中夹杂着一阵阵袭来的胆绞痛，加上那种孤独无助的心情，内心深处更加恐惧与不安。很快，我就要被送进手术室了。躺在轮床上的我，愈发感到紧张与恐惧，想到一片白色的手术室，冰冷的手术床，冰冷的手术器械，曾经那么熟悉的手术室（当年轮转外科的半年中，大部分时间都在手术室里泡着，当助手、观摩手术是我最喜欢的事）如今却是那么陌生。从来不知道躺着进手术室是什么感觉，天花板和墙是扑面而来的，视野所及皆是白色，我突然感觉有点冷，手心里满满地都是汗水。

想想以前看到患者对一个小小的操作所产生的紧张，心里还特别不解，世界上怎么有这么胆小、娇气的人?! 经历过这次急诊手术，才知道即使作为一名医生，也会对各种医疗操作、对手术刀心怀恐惧，这时候的患者是多么需要医生护士给予的一句暖心安慰和一个暖心动作。

真所谓"因为路过你的路，因为苦过你的苦"，所以才有机会体会患者的痛苦和恐惧。每个医生都应该自己被手术一回，这样才能真正体会到患者需要温柔对待。

手术过后，我被送进了病房。我的麻醉反应特别重，不停地恶心干呕，腹腔引流管在每一次干呕的时候，都被牵扯一下，引发剧烈疼痛，那滋味，用网络语言来形容，真叫一个酸爽。

医生做手术成功与否、评价医术高低，往往用治愈率、预后等来衡量。经历这个之后，我觉得患者在康复过程中的感受也是非常重要的一项内容。平时不受我重视的伤口疼痛和术后麻醉反应等问题，整整折磨了我三个昼夜。后来回想起来，应该是膈下放置的引流管，刺激膈肌，不敢呼吸，导致酸中毒，引发一系列症状。也许只是巧合，反正拔管后不到两小时，我的恶心症状就消失了，整个人的精神状态明显好转，开始进食，下午很快就出院了。

我的手术非常成功，出院以后，恢复得也非常顺利。回顾整个手术过程，真正体会到了患者的痛苦，也给自己上了深刻的一课：人文医学的含义不是挂在嘴上的，共情，才是医疗的人情味。

我们老是说换位思考，真正的换位思考是换到不舒服的位置。山东泰安有一个女医生，自己给自己做胃镜，借此来体验做胃镜的感受。她说："通过体验不舒服，能知道怎样让患者更好地配合，减少患者的痛苦……"朴实无华的话语，来自对患者的痛苦感同身受，这令我对这位女医生充满了敬意。

在这样一个医患缺乏信任的时代，医生治病时必须保护自己：严格按照规范做，都有可能被患者打骂，被告上法庭；要是谁敢为了患者好，不按常理做，一旦出了问题，又百口莫辩。于是乎，职业化的冷漠在我们脸上写着大大的告示：我做我该做的，你配合我就行。

这位女医生的热心和真心实意的温情，让我们冰冷的心头发热发酸，难以名状。我们老说换位思考，通常都是在自己不利的时候，希望别人换到自己的位置上，然后体会自己的难处。这实际上是一种自私。因为等自己摆脱了困境，恐怕早把该体会身处困境的人的心思扔到脑后了。换位思考，对医生来说，就是体会到患者的痛苦，并尽力去帮助他，减少这种痛苦；作为患者，也要体谅医生的不易。

总之，即使暂时不被理解，我们也永远坚信，医生是一种高尚的职业，身处其中，我们要为患者多想一点、多做一点，要换位思考。患者，值得我们温柔以待——毕竟，说到底，医生也可能会是患者。

辅助生殖的困惑

　　人类基因工程从诞生之初，就饱受医学伦理学的质疑，即使它带来人类对于自身身体划时代的探索成果，它仍然让人在对直接的窥视与研究感到无所适从。其实，医学辅助生殖技术的本质是基因的分离和纯化。人类基因组工程的出现和许多致病致残基因的确定，使得很多认为孩子有可能患有基因疾病的父母希望提前接受检测。至此，一方面，人类生育与遗传的干预第一次得到了实现；另一方面，当基因从身体里抽离，面对单纯的审视与选择，我们对于基因的选择，我们对于基因的组合——胚胎——的权利的关注，又跳出了原有的医学属性。

　　女性的身体从前是多么的神秘与神圣，随着医学技术的发展，却一再被窥视、被探索、被挖掘、被一寸不落地观察与审视。生育，这个原来被定义为从身体中孕育出新身体的过程，被精准又无情地变成了一堆基因组成的细胞、化学液体以及严谨的科学程序。身体的抽离，让人不禁对原有哲学概念中的分离感到惊讶，我无意强调身体与精神（灵魂）的分离，也从不认同这种观念，但是医学辅助生殖技术的出现与飞速进步，使另一个问题随之而来：孩子可以有三个母亲——生物学母亲、社会学母亲以及代孕母亲（人或者人造子宫，如果精准的人造子宫也可定义为广义的人的话），两个父亲——生物学父亲和社会学父亲。这其中，可能出现数个完全背离意愿或者不知情的父亲和母亲，那么，从某种意义上来讲，这是不是又一次的身体与灵魂的分离呢？

即使是一名脑死亡的女性，如果一直维持生命，直至孩子的降生，那么她依然被视为这个孩子的"母亲"，这表明母亲这一身份可以被还原为仅仅是胚胎容器，成为母亲并不需要投入人类自己的意识。

但如果要运用美国加利福尼亚大学哈图尼教授的观点，来为代孕母亲或者人工子宫辩护的话，仍然站不住脚。人并不拥有自己的身体，人就是自己的身体。出售器官或者出租自己怀孕期间的子宫都不是普通的贸易。这里分出去的并不是自己的一部分所有，而是自己一部分的存在。

辅助生殖技术对某些女权主义者来讲，似乎把女性从生育的限制和痛苦中解放出来，进一步达到与男性的平等地位。但是，我们能见到大量生孩子的辅助技术研究，而流产、引产的技术投入和理论研究却鲜见，换言之，在道德的支持下，流产几乎从未受到重视。所谓的男女平等，在这里女性只有选择生的权利，而从没有选择不生的权利：原本女性至多承担 50% 的责任，却平白地担着100% 的责备。

由此还可以引申出避孕技术。不可否认，由于生理的差别，男性避孕的技术难度可能稍复杂一点，但也并不是没有可能解决，我们（当然，大多数避孕药具的研发人员还是男性）从来不曾像对女性用避孕药具的研发那样，投入相等的人力、财力。社会似乎对女性额外承担避孕责任之后的身体伤害选择性失明、失聪。

分娩或者终止妊娠之后的母亲身体急剧变化，子宫、卵巢等器官变化的同时，也给女性带来困惑、压力和无法逃避的痛苦。

同时，我们需要关注另一个身体——胚胎本身，由于无法明确传统意义上的母亲的存在，生而为人的身体体验被无情剥夺了。这个过程中，孩子和母亲的身体都被当作了一种工具，或者更具体一点，母亲更像生产工具，孩子是产品，而且在医学辅助生殖技术的帮助下，这个产品更可能是商品。孩子长大后，要追溯自己的起源，必须面对复杂的降生环境所遇到的困难以及产生的影响与后果。当孩子意识到自己曾经作为这样一件商品来到人世，交易的几方——"买方"父母，代孕母亲、交易促成的那方都会让孩子对自身身体和身份认同产生困惑而不知如何面对。

在医学辅助生殖技术保驾护航下出生的孩子，因为其基因是经过完全筛选的，因此可以说是一个"神话"，无论是外表还是内部都达到"完美"：完美的外形加上完美的遗传基因。这时，父母（如果仍然可以把基因提供者称为父母的话）可以为了自己的想法随心所欲地选择孩子，包括性别，包括为了剔除若干年后可能出现疾病的那些基因。换言之，发达的医学辅助生殖技术，让人类禁不住干预生育的欲望，使孩子原本独一无二的那种神秘性消失了，随之而来的，必定是神圣性的消失。

让人不得不担心的是，医学如果继续发展，是不是意味着母亲角色的削弱？更进一步，是不是意味着男性女性差别化的消失？身体所具备的之前让人困惑的"胚胎容器"的作用，也消失了。

最后，还有一个不得不说的担忧，那就是在医学辅助生殖技术帮助下，胎儿性别鉴定的问题。前文谈到，为了避免某些伴性遗传疾病孩子的出生，在筛选胎儿时，一定会考虑到胎儿的性别。性别鉴定的技术甫一成熟，就如同打开了潘多拉的魔盒，除医学之外的性别鉴定需求，一定会存在。在中国，儿子传宗接代的封建思想，至今仍然在某些欠发达地区盛行，为此原因，大量的健康女性胎儿会没有出生的机会；在印度，按照传统习俗，女儿出嫁时娘家要准备丰厚的嫁妆，这个沉重的经济负担，让很多人选择了查出女性胎儿就立即流产。这两种情况对母亲的伤害自然不能避免，但更让人担忧的是人口性别比例失衡的问题，印度和中国都存在适婚年龄女性相对于男性严重短缺的问题，由此引发出一系列社会问题。

以上所述问题都与当初大力发展医学辅助生殖技术的初衷是违背的，也让人们反思包括医学科学在内的科学高速发展，带给人类社会的利弊权衡问题。

病患痛苦体验与倾诉

　　人类对于自身身体的思考与追问，源于人类对身体的好奇与关注。而谈到疾病与身体，这里不得不提到身体的概念理解。法国学者戴维·勒布雷东认为，身体是一个人身份认同的本源。然而，身体之惑就像创世之初到哪怕现在，还存在的人类对自己身份的理解一样，时常会产生困惑。身体是否能够拥有？那么死亡本身的意义到底是什么呢？拥有物的丧失？身体与身份，到底是什么关系呢？

　　在传统社会的定义里，身体是不可分割的，身体不是分裂的对象。身体的意义实际上是整个人的意义。

　　既然认为人是一个整体，那么疾病的出现，在患者看来就是生生地撕裂了整个人生。病痛的发生，尤其是严重病痛的发生，对身体的完整性和自我身份构成了威胁，其身份需要从正常人转变成患者。不论患者生活在哪种文化中，病痛所表现出的身体功能障碍都打破了身体、社会和道德之间的和谐关系。

　　美国人类学家罗伯特·墨菲本人罹患一种慢性病，四肢逐渐麻痹，病情稳定之后他重返岗位，却发现他认识的人都尽力不看他……其他人则绕着他的轮椅走过，仿佛他被一圈有传染性的光圈所环绕。

　　在社会舆论中，我们的社会价值观教导我们不能歧视残障人士，要把他们当作正常人来看待，他们的尊严和价值也不应该受身体状况的影响。但冷酷的现实是，残障人士是被边缘化的，他们不得不接受社会的救助，接受周围人群或友善或不友善但无一例外的怜悯、同情的眼光。在国内的城市建设中，政府已经尽力去为残障人士完善各类设施，方便他们的出行，但是残障人士的出行比率还是不高，除了我们需要进一步去完善城市规划之外，挡住他们出行之路的，仍然是社会成员那些眼光。对于出行，残障人士无不充满恐惧和忧虑。

无论社会承认与否，"残疾"或多或少地承受着社会的无声歧视，残障人士在社会中受到"特别对待"，大多数"特别对待"是善意的，但是在残障人士看来，这种"善意"也是歧视和区别对待的一种。皮埃尔安塞在《畸形身体现象学》中说，身患残疾的人和健全的人之间，一直存在一个人尽皆知的秘密，就是双方都同意假装身体或感官的异常不会造成任何差异和障碍。残障人士自身有时并不认为自己有什么异样，所以，他会为他人（正常人）投射过来的过分关注或者明明正常的注视感到痛苦。

罗伯特·墨菲这样评价包括他自己在内的残障人士："他既不是患者，也不是健康人，既没有死去，也没有完全活着，既不在社会之外，也不在社会之内。"这种痛苦与残障人士本人是否能胜任社会角色（工作、生活的胜任能力完好，包括工作和情感体验）无关，即使他做得比健全人还要好，但是他感受到的痛苦仍然不会减少或消失，由此极度影响他对这个社会的融入和归属感。

这个痛苦体验与身体残疾直接相关，残障人士会一直承受这种困扰和痛苦，他要付出比常人更多的努力，去赶走脑中的痛苦想象（很多时候真是自己想象中社会强加给他的痛苦），去获得公众认可，融入社会大环境。

当然，除了直接的残疾，间接导致的"残缺"也是如此。

曾有专家学者研究过乳腺癌和直肠癌患者接受治疗之后对自己身体的感觉，受访的患者无一例外地表示出了对自己身体和身份认同的改变，认为"失去了身体的一部分，看起来已经不一样了"。

当患者在某个疾病或者意外之后导致永久性功能丧失的时候，比如偏瘫或者四肢瘫痪，或者是因为某些原因不得不选择改变身体结构，比如结肠癌手术后造口的患者，这些人其实不属于真正的患者，而是由于身体功能异常而处于受限状态。他们面对自己本来轻而易举能完成的生活自理动作成为巨大障碍时，通常感到不知所措甚至出现应激性的情绪反应。

这些是癌症患者生病之后的感受，可能普通患者会觉得离自己很遥远，实际上，只要青春不再，衰老带来的身体上的相应变化，就会给人带来不良的心理体验，更不用提普通人都会患上的慢性病。

综上所述，病痛的身体会带给患者各方面的压力和负面情感体验，那么，无论大到绝症，小到头疼脑热，忍受病痛的人们也还是会质疑自己生活的全部，试图为自己的疾病找到合理的解释。因此，美国社会学家黛伯拉·勒普顿认为，生病与个体对于自我的认识是具有内在联系的。患者或者患者身边的人希望通过让别人理解这种体验，来帮助自己理解病痛的意义，理解身体的奥秘。

这种需求被美国学者丽塔·卡蓉称为"叙事能力"。她认为，医学是响应他人痛苦的努力。医学叙事督促人们去审视疾病以及疾病给人带来的痛苦意义。从 1992 年起，美国哥伦比亚大学医学院就将文学叙事纳入医学教育中，医学生必修叙事医学课程，学习倾听病患的故事。患者能够用一种超越狭隘的生物医学记录的方式讲述自己的病痛。生病与个人对自我的认识总是有联系的。人们会选择性地用这些资源来理解病痛的意义。叙事使患者在生病之后重新认识身体以及身份认同。在加拿大社会学教授亚瑟·弗兰克看来，病重患者在理解自己所处的困境时，总是倾向于使用某些特定的叙事方式。叙事方式有三类，分别是恢复型故事、混乱型故事和探索型故事。恢复型故事乐观积极，强调病愈之后重获对身体的控制，关注健康的恢复。而混乱型故事则相反，充满着失控，强调身体的衰弱、治疗的失败以及患者生活中其他的消极因素。探索型故事则将病痛视为一种探索的过程，让人从中学习，关注的是病痛身体的体验和这些体验积极改变了患者的生活。

当现代医学技术进一步发展，患者的感受从早前病痛直接给予的痛苦，到现在更多的是感受到治疗之后医疗给予的身体改变带给患者的痛苦和困惑。尤其是一些重病手术之后彻底改变患者的身体，对患者自己生活体验以及他的社会生活产生深刻的影响。

医学叙事能唤醒人们去洞察生理症状背后的心灵意义层面，除了上述患者自身的意义，从医生的角度看，医学叙事帮助医生了解患者自身病中的情感变化，包括对医生的依恋；表达对患者与病魔抗争勇气的敬佩，疏解患者疾病中的孤独与无助；与患者探讨宗教话题，解释为何厄运总是降临在好人头上；反省个人行为中的羞愧之处，表达对患者的敬畏与谦卑。

身体理论帮助我们更好地了解自己本身，也为我们对为何要更好地理解疾病的意义提供了巨大帮助。现代医学的诟病不在于医疗技术不够强大，发展不够迅速，而在于技术太强大，发展太迅速，医生专注于如何更好地治疗疾病，而忘了应同时关注这个生了病的人和疾病本身。毕竟，个人的主观体验永远是医学治疗的首要追求。

当然，疾病客观呈现的生理症状与个人主观的生病体验是并存的。医学叙事不在于否定生理症状的事实，也不是要众人漠视医疗的功能，而是为了唤醒人们去洞察生理症状背后的心灵意义层面，以及两者之间的关系。

临床叙事，彰显医者之爱

　　医务人员自进入医学院学习的那一天开始，就对以下三句话特别熟悉：有时去治愈，常常去帮助，总是去安慰。这三句话有不同的解读，我的理解是分别代表着医学的三种技能。

　　医务人员是用来帮助患者远离疾病和痛苦的人。医务人员个体之间有专业技术水平的高低和医术的差别，减轻患者身体痛苦的能力也一定是有高下之分的。因此，有时去治愈，是我们医务人员努力的方向和目标。

　　但是，医务人员的另外两项技能，是远超医术的技能，是帮助患者的决心和安慰患者的能力。有了这两个技能，医务人员就能减轻患者心理的痛苦。这个技能不需要太多专业技术，需要的只是用心和临床的想象力。

　　我们经常在报刊上看到类似这样的话语：医务人员用大爱温暖了×××患者。每个人都用对家庭、亲人的小爱对应对患者、陌生人、集体、国家的大爱。按我的理解，医务人员的大爱，在对患者方面，应该是去理解患者的情感、心理、社会和家庭需求。

　　这种理念现在可以用一个全新的观点来理解，就是美国哲学家凯·图姆斯在《病患的意义——医生和患者不同观点的现象学探讨》一书中提出的"临床叙述"，以及美国哥伦比亚大学医学院教授丽塔·卡蓉在《叙事医学：尊重疾病的故事》一书中提出的"叙事医学"。

　　凯·图姆斯提出的"临床叙述"并不是简单的病历书写，而是患者讲述疾病对自己的身体、自我和世界所造成的生存困境，这代表着来自生活世界的对疾病的自然描述，而不是来自医学技术的自然结论，当医生能够倾听和共享患者的临床叙述时，医生就能够更好地理解患者了。

丽塔·卡蓉在《叙事医学：尊重疾病的故事》中说，只靠科学性医学是无法帮助患者与失去健康做斗争并找到疾病与死亡的意义的，而医生在掌握了越来越多的科学知识的同时，还需要学习倾听患者，尽最大努力理解疾病给患者带来的痛苦，尊重患者对于疾病叙事意义的理解，并为所看到和听到的而感动。

感动是一种能力，这是我们医务人员与患者共担风险、共享快乐和共同承受痛苦的前提。医生的大爱并不空洞，是否对患者具有爱的能力，取决于医生是否愿意进入患者的世界（哪怕只是通过想象力）并从患者的角度看待和理解世界。患者是痛苦的，无论是身体还是心理，如果得不到医生的理解，他们更是孤独的，这种感受只要医生自己患过病，就一定感同身受，印象深刻。

保罗·卡拉尼什是一个神经外科医生，他不幸罹患了癌症，为了给女儿和妻子留下足够的回忆，他把自患病之后一直到临终的所感所悟写了下来，就是后来一度成为畅销书的《当呼吸化为空气》。他从作为医生又作为患者的独特视角，把内心的彷徨、孤独、痛苦以及希望栩栩如生地展示出来，让读者一起感受他的独特经历和命运。

他写道：在之前工作的医院就诊，在之前工作的小小的诊室里，我无数次诊断与治疗患者的地方，熟悉到每一寸都能想象出来的地方，仍然紧张到发抖，害怕到手足无措……这种痛苦与孤独，要求医生要有想象力才能够去真正理解患者。这种想象力，是通过叙事能力的培养来实现的。

对每一个患者充满同理心的有效照护、坦率的自省、职业理想主义以及就卫生政策与社会开展负责任的对话，实现以上所有这些目标需要的技巧就是叙事能力。我们可以从心理学、社会学、文学、人类学等方面去理解这个叙事能力，当然，也可以从最简单、最实际的角度理解它。

《当呼吸化为空气》这本书里举了一个简单的例子，一位 85 岁的哮喘患者是保罗的老患者，她的疾病经过多年治疗已经好转，她非常感激保罗医生，保罗也非常骄傲。然而，最近这次就诊，她却在诊室里抽泣。她 28 岁的孙子刚刚意外身亡，而这个孙子的父亲，也就是患者的儿子，早年间也在街头被枪击身亡。失去孙子的痛苦又让她重新记起了失去儿子的痛苦，她无法承受。

保罗跟她一起流泪，倾听她痛苦的诉说。保罗并不会也治不了她精神上的痛苦，只是在一周又一周的就诊期间，跟她一起回忆、倾听，充满敬畏地见证她的信念、力量和爱。时间慢慢治愈了老太太的伤痛。在这个过程中，保罗医生陪伴在她身边，一起等待。保罗将这个故事写在书里，他在青年时期事业如火如荼的时候罹患癌症，之所以有勇气去抗争，也是从这些患者身上汲取了旁人意识不到的力量。虽然最后还是被病魔打败了，撒手人寰，但是他的故事，他的勇气，不止留给了他的妻女和其他亲人，也让全世界读到他作品的人，感受到了生命的力量，感受到了爱与勇气。他的作品感动了无数人。

看，叙事能力就是这样神奇，又是这样简单。它传递着人类的善意，帮助医生领悟患者的经历，并从中得到启发，从而更准确地为患者提供诊断和治疗。叙事能力为医生和患者建立起了相互理解的桥梁，面对苦难，医患双方共同面对，感知它，理解它，响应它。

医生的善意和陪伴，本身就是治疗的一部分，甚至是比药物和手术更有效的治疗。在我们的临床实际工作中，叙事医学帮助我们更好地了解患者的生活，理解患者的痛苦，从而更好地帮助患者；相应地，患者在讲述痛苦的过程中，体现出来的努力、勇气，又能反过来安慰和帮助医生，也能让医生回忆起学医的初衷，重拾医疗工作的成就感，坚定继续行医行善的决心。

叙事能力帮助医护人员学会倾听，让患者讲述内心感受，当我们真正表现出对患者的关注，患者往往非常吃惊、非常感动，而这些有助于我们寻找医学和人生的真谛。

做医生要"会说话"

早在 2 500 多年前，希腊医学之父希波克拉底就曾说过：医生有三件法宝——语言、药物、手术刀。

值得注意的是，希波克拉底把语言放在了第一位，充分说明了它的重要性。事实上，医生的语言就像是一把刀子，既可以救人，也可以伤人，正面语言和负面语言有着惊人的不同效果。

美好的语言就像一首诗，给人以美的享受，让人心情愉快，感到亲切温暖，有助于患者的身体康复。相反，糟糕的语言就像一剂毒药，不仅让人听了心里不开心，甚至令人痛苦，会加剧患者的病情变化，使疾病加重。

由此可见，希波克拉底将语言放在药物和手术刀之前，是他充分了解语言作用的必然选择。然而，2 500 多年后的今天，这句古老的格言已经被很多人遗忘了，尤其是对于语言的作用，很多医生已经不知道如何更好地去驾驭它。其实，这就是医患沟通能力不足的表现，也是近年来医患关系紧张的主要原因之一。

最近这些年，医患之间的关系非常紧张，医疗纠纷层出不穷。根据中国医师协会的统计，90% 的医疗纠纷实际上是由于医患沟通不当造成的，一个突出现象就是事件中的当事医生"不会说话"。一个"不会说话"的医生是不可能与患者有良好沟通的，定会为医患关系的恶劣埋下隐患。

世界医学联合会 1989 年发表的《福冈宣言》指出："所有医生必须学会交流与处理人际关系的技能。缺少这方面的技能，应该看作与技术不够一样，是无能的表现。"可以说，医患沟通是医生的基本技能，做一名"会说话"、善沟通的医生，是医生的本职工作之一，也是建立良好医患关系、提升医疗服务水平的客观需要。

沟通体现在两个方面，一是"听"，就是善于聆听患者的声音。苏格拉底说："自然赋予了我们一张嘴巴和两只耳朵，就是要我们多听少说。"由此可见，倾听是多么的重要。对于医生来说，在诊治患者的整个过程中，不管是"诊断"，还是"检查"，或者是"治疗"，都必须从"听"中获得循证医学的依据。

沟通的另一个方面就是"说"，即善于和患者进行语言交流。作为一名医生，在倾听的基础上要多和患者交流，而且应该是有效交流。交流能够避免非常多的误解，增加彼此之间的信任。通过交流了解患者的一般情况及其周围环境，了解患者的需求，尤其是患者心里的想法，这样可以拉近医生与患者之间的距离。

提升交流的效果，学会说话，这是有技巧可循的。在这里，向大家推荐张驰、张惠新、孙敬春所著《如何做一名会说话的好医生》一书，这本书结合当下的医疗现状，着重介绍了医生与患者沟通的方法和技巧，从十个方面充分强调了与患者有效沟通对一名医生的重要性。这十个方面分别是：

一、医患和谐，从沟通做起：沟通是医患之间不可或缺的连心桥；有效沟通是医患和谐的灵丹妙药；良好的沟通可以减少医患纠纷的发生；改善医患关系，提高医院社会美誉度；加强医患沟通，提升医疗服务质量；医患沟通的障碍及对策。

二、沟通要以德为先，以服务为魂：医德架起医患沟通的桥梁；有责任心的医生才会用心与患者沟通；树立真心为患者服务的理念；尊重每一位患者，不要戴"有色眼镜"；医患沟通的关键是全面了解患者的身心状况；走进患者心里，满足患者需要；敢于道歉，一句"对不去"拉近医患距离；注重人文关怀，关注患者的心理和社会需求；尊重患者知情同意权，切莫先斩后奏。

三、用心倾听患者的心声：倾听是医患沟通的重要环节；把握倾听的时机与技巧；用心倾听，不轻易打断患者的诉说；不要和患者抬杠较劲；学会控制自己的情绪，不对患者恶言相向。

四、以感恩为怀，用暖话感化患者：只有懂得感恩的医生才会爱自己的患者；带着关爱的语气与患者沟通；察言观色，用不同的发问技巧预判患者需求；不要训斥患者，轻声细语暖人心；以患者为尊，赢得患者信任；学会真诚安慰和鼓励患者；坚持"刺猬法则"，保持合适距离。

五、增强"同理心"，站在患者的角度考虑问题：保持积极乐观的心态很重要；"赞美"是一剂良药；永远保持热情的态度；诚恳，让医患沟通更富成效；对待患者的问题要有耐心；时刻站在患者的角度考虑问题；心存善念，沟通时应有豁达之心。

六、会说话的医生才是好医生：一言改变关系，一语赢得和谐；好医生一定要会说话；患者都喜欢会说话的医生；医术好，更要话术好；医生的贴心话也能治病。

七、言语不当，影响医患关系：良言一句三冬暖，恶语伤人六月寒；医生不会说话，加剧医患矛盾；生硬沟通会加剧患者心理压力；不当语言让患者病情雪上加霜；含糊表达容易带给患者不良的心理暗示；夸大病情令医患关系面临严峻考验。

八、医患沟通语言，这样说就对了：发言依人依景，讲话冷暖兼用；喊出患者名字，选择恰当称谓；多用通俗语言，切忌艰涩海深；不轻易向患者做无把握的承诺；注意保护患者隐私；含蓄、委婉地向患者传达"坏消息"；运用幽默智慧，化解患者压力；聪明的医生不说"你不懂"。

九、如何与特殊患者沟通：不良医疗信息或噩耗的传达；传染病患者心理问题及沟通；重症患者沟通，三思而后行；术前谈话的艺术；特殊时期的善意谎言；与危重患者的沟通技巧；对临终患者的临终关怀。

十、非语言沟通影响力胜似语言：巧妙运用肢体语言；医患沟通需要亲和的笑容；眼睛是心灵的窗口；"零障碍"沟通，从一张名片开始；充分利用现代通信工具。

好医生要热心对待每一位患者，赢得患者的尊重和信赖；要用爱心温暖患者，解除患者的疑虑和困扰；要用真心感动患者，取得患者的理解和支持；要关心患者的心理需求，赢得患者的好口碑；要尽职尽责，用心去工作……好医生不仅要有高超的医术和高尚的医德，还要"会说话"，有良好的口才。

一个"会说话"的医生不仅能让患者更好地配合医疗活动，还能使医生更全面地了解患者的整个病史，做出准确的疾病诊断和及时治疗，从而使患者得到更满意的服务，满足患者的健康要求。所以说医生的"会说话"不仅有助于调整医生自己或患者的医学观念，也有助于医患双方相互正确理解对方，是进一步提升医疗服务水平、取得患者信任、建立良好医患关系的有效保障。

沟通是医患和谐的开始，而会沟通、好医术、讲医德则是推进医患和谐的关键。此书着力于医务人员与患者之间沟通艺术的培养与提高，旨在让每一个医生都成为会沟通的好医生，用热心去温暖患者，用真心去打动患者，用爱心去感化患者，用关心去体贴患者，让医生理解患者，让患者信任医生，让医患真正走向和谐。

告知坏消息

我评价《急诊科的故事》这个医疗电视剧，最大的感受只有一个词：真实。

真实，说的是没有因为要表现某个主题刻意强调和放大角色的特点。比如医生，所有的标签几乎是冷静，近乎冷血。

作为一个急诊科医生，看惯了生死与病痛，会对人生有不同的感受吗？这个问题的答案，除了专业特点，还与每个医生的人生经历密切有关。但是，无论什么人生经历——父母病痛的无奈也好，孩子生离死别的撕心裂肺也罢，对生命的感悟，肯定不如自己直面死亡时的感触深刻。走笔至此，忽然想起《当呼吸化为空气》里的保罗·卡拉尼什。

保罗是一个才华横溢的神经外科医生，在此之前，他还是斯坦福大学英文文学和人体生物学双学士，又在剑桥大学获得了医药哲学的硕士学位。故事从保罗35岁开始，那一年，他即将完成神经外科专科培训，同时将获得斯坦福医学院外科教授的身份并拥有自己的实验室——走向人生巅峰。然而，他得了肺癌，所有的豪情壮志，所有的人生计划全部被打乱。当年轻与死神狭路相逢，保罗会有怎样的心路历程？

作为专业人士，其实他早就意识到可能会发生什么，但是，怀着侥幸、不愿正视的心理，一次次地推迟面对内心的疑问。终于，他在好朋友面前放下了全部武装，颤抖着承认："我可能得了癌症。"这一段，让我看到了一个患者接受癌症的真实心路历程。作为医生，对癌症原本就有清晰的认识、理性的了解，但要接受这个现实，仍然花了很长的时间、忍受了好多的痛苦折磨。很难想象，一个对疾病知之甚少、对绝症深深恐惧的普通人，要怎样去接受得癌症这个坏消息。

医生在好多时候都是一个并不讨喜的存在，尤其是肿瘤科医生。对正当盛年的患者，告知其罹患绝症的消息时，医生此刻更是一个魔鬼般的存在。患者听到坏消息后通常的反应有三个阶段：情绪不稳定、低落和平稳。而几乎无一例外，患者听到坏消息时，都是处在情绪不稳定期，此刻他们的反应要么呆了（尽管内心波涛汹涌，但表面来不及反应）；要么崩溃了，这种崩溃表现出来的形式又是多样的，愤怒加上歇斯底里、愤怒与否认或者愤怒与责怪。医生怎么面对和处理患者这种愤怒的情绪，体现出医生是否兼具高超的沟通技巧与对患者贴心的温暖。

没一个患者能平心静气地接受自己去日无多的结果，但是知道自己生命进入倒计时，我觉得非常重要，比起意外，这意味着我们可以从容安排自己剩下的时间。当必须做选择时，我们才会对眼前的事物倍加珍惜，也更看得清哪些才是对自己真正重要的事。

当年我在呼吸内科轮转时，碰到过这样一个患者，一位 80 岁高龄的老太太得了肺泡细胞癌。无论是从专业角度还是单纯从一个旁观者看，肺泡细胞癌和这个患者都是我此生难忘的。

首先，胸片看上去是一片密密麻麻的阴影，大小均匀、密度相似、整齐划一，我第一次看到这样的胸片，带教老师也非常珍惜这个教学机会，对我说："好好看看这个片子，非常典型。"是的，非常典型的影像学表现，非常经典的病例，教科书说得多详细，都没有活生生的患者摆在面前生动与具体。

除了这些，在这个病案中我学到的医患沟通方式也非常经典。

首先自然是告知患者的家属，一位看上去精干的儿子和一位面容和善的女儿。一说诊断结果，女儿立刻崩溃，拼命抑制的抽泣、耸动的双肩和滚滚的泪水，出卖了她的脆弱和没有主见；儿子则正好相反，非常镇定地问我："我妈还能治吗？还能活多久？"我的关于治疗和预后的话估计没能让他听进多少，因为他接着问我："什么叫治疗效果好的话可能活一两年？我妈都80的人了，本身也不指望能再活十年八年。算了，我们不治了。"

也许那时候作为一位低年资的住院医生，我的沟通能力还很有限，告知坏消息真是一个巨大的挑战。我知道，老太太是一位非常乐观、积极的人，80多岁仍精神矍铄，仪表整洁，举止优雅，待人彬彬有礼。她不像一个对人生绝望、不想努力对抗病魔的人，放弃治疗绝对不会是她的想法。但是，渺小如我，哪敢违反科室、医院乃至行业的一贯做法，跳过家属直接告诉患者这个诊断?!

多少次，在姑息治疗的过程中，老太太问我："医生，我这个肺炎好起来挺慢哦，是不是需要调整方案啊？麻烦你帮我问问主任好吗？"

我无言以对，恨不得马上逃走。也许，这是作为医生最最无助的时候了，这个时候不是技术达不到，也不是责任心不够，更不是医生不肯帮助、安慰患者。老话说，己所不欲勿施于人，我那个时候就想到了自己，万一哪天我得了癌症，晚期，我希望医生直接告诉我，我自己来决定是不是要面对病魔，是不是在最后阶段做自己一生想做却尚未来得及做的事，或是享受天伦，在最后一刻偎依在家人身边，走完最后一程，抑或是享受一个人的安静，悄悄躲开，自己面对死亡。我不知道自己会选择哪一种离开方式，但是可以肯定的是，我绝对不要心存疑惑或者一无所知，突然一夜间，死神降临，留下无法弥补的悔恨……

直至今天，这个问题还在困扰着我。对于这样的情况，我希望能以恰当的方式明确告诉患者，这是对患者的尊重。然而社会观念、世俗观念使然，今天想要这么做依然不是那么容易。现状是，诊断首先还得告诉家属，再由家属决定是否告知患者本人。然而，绝大多数时候家属是不让告诉患者本人的。我想，作为一名医生，我们还是应该努力与家属沟通，力争取得家属的理解和同意，把病情如实地告诉患者，因为每个人都有对自己的疾病做出决定的权利，采取什么治疗方法或者放弃治疗，都应该由患者自己做主，这是对生命的尊重！患者家属不应该以自以为对患者好的方式，去推迟患者知晓疾病的时间、去剥夺患者选择如何对待生命的权利。

在告知坏消息里，蕴含着一个行业的态度和一个社会的文明。

医患沟通为何不畅

医患沟通的基本含义是医生和患者之间的信息交流与沟通。医患沟通的现状是：患方满腹狐疑，医方暗自警惕——医患双方相互猜疑，暗自戒备。可以说，当前医患沟通平等的立场被双方不小心改变了，而医患之间的信任一旦缺失，随之而来的必然是可怕的猜疑，医患之间互相提防，变得更加不信任。

医患沟通不顺畅，沟而不通，这种状况是怎么产生的呢？我以为，医方、患方和第三方均有责任。

医方原因在于以下三方面：

一是对医患沟通的重视不够。长期以来，医生重视的是怎样把疾病治好，就是所谓眼里只有"病"没有"人"，他们的医学模式是生物医学模式。要真正从生物医学模式转变到生物—心理—社会医学模式，仍然有很长的路要走。

二是医生的工作量太大，尤其是对门诊、急诊患者，沟通的时间少之又少。我曾经做过测算，按照我院的情况，门急诊量每年近100万人次，每个门诊医生平均每天看60个患者，特别忙的科室如妇科门诊、围生期保健门诊，医生日均看门诊量在80个以上，按每天8小时工作时间计算，平均分到每个患者的时间是6~8分钟，再算上患者做体检，以及辅助检查做完之后再拿检查结果返回诊室给医生看的时间，留给医患用来沟通的时间少之又少。而我院的工作量还不是最大的，按全国平均来算，每一个门诊患者的就诊时间应该不超过5分钟。

三是医生对沟通技巧掌握不足，导致沟通效果不理想。从医学培养模式来看，近几年普通高校才逐渐开始认真对待医患沟通学，目前临床中坚力量的医生，对医患沟通基本是自我摸索，没有经过正规的培训，他们对医患沟通的技巧掌握，整体水平不会很高。

患方原因也可归纳为以下三个方面：

一是对疾病预后期望值过高。近年来，我国人民群众平均生活水平逐年提升，他们对健康的期望很高，得了病进医院看病，受社会上把医院当消费场所的观念影响，认为花了钱就该看好病，否则不是医生无能就是在故意害他们。

二是缺乏科学的医学常识。我国人民的平均受教育程度在逐年提升，但是对医学常识的掌握并不是相应提升的，高学历人员缺乏该有的医学常识的情况比比皆是。患者仅凭自己掌握的一点肤浅的医学常识及一些表面现象来看问题，对医生选择的最佳治疗方案不理解，对疾病预后期望值过高并产生纠纷。

三是对医生缺乏信任。由于缺乏医学基本常识，患者在进入医院后面对专业医生的告知，容易产生对医生的不信任，导致不愿意接受不好的医疗预后。

除了医患双方的因素，还有一个第三方因素会导致医患沟通不畅。医患关系不和谐，必须引起必要的重视。

一是医患矛盾出现后，媒体对医务人员报道片面，甚至失实。鉴于上述医患双方的原因，一旦出现不良的治疗后果，不管是不是医方的责任，患者极易对医方产生不满，发生医患纠纷。而媒体为了抓人眼球、迎合大众心理需求等，往往对医务人员的情况片面报道，甚至有失实报道。不明真相的社会民众看了报道，对医院和医生更加不信任，造成恶性循环，进一步加重了医患关系的不和谐。

二是医疗费用患者承担部分过重。我国的医保覆盖率在逐年提升，截至 2015 年年底，我国公民的医疗保险覆盖率已达 95%（国务院新闻办公室，2016），但是我国的医保是低水平的。据报道，2014 年，我国人均卫生费用支出 2586.5 元，中国个人医疗费用支出已经远高于发达国家的水平，经合组织成员国的个人付费比例平均为10%，而中国比例占到了33.2%。一旦再次提高，看病贵的矛盾将更加突出（腾讯财经，2016）。一旦患上重病，意味着患者自己承担的医疗费用足以使其全家陷入经济困境。在这样的前提下，如果治疗效果不佳，患者必然要面对人财两空的悲惨局面。因此，医生关注的是疾病本身的治疗，而患者关注的是疾病导致的痛苦感受和治疗失败使家人面对的困境，关注点的不同必然使双方的沟通出现障碍。

三是患者住院后，相关生活配套服务的不完善。患者生病住院后，医保对相关生活配套的支付基本为零，就算不考虑经济成本，医院配套的生活服务也非常不完善，导致一人生病，全家伺候，原本的生活状态全部被打乱，给患者及其家属造成的经济负担和心理负担非常重。长此以往，很多患者就将气撒在医方头上，必然使医患关系不佳。

分析清楚我国目前的医患关系与医患沟通现状，目的是寻找更有效的沟通手段，提高沟通效果，从而改善医患关系。

冰冻三尺非一日之寒，改善医患关系任重而道远。面对僵局，医方必须首先有所作为，找出导致医患沟通不佳的医方原因，从自身做出改变，跨出改善医患关系的第一步。相信随之而来的，一定是患方的回应和社会的肯定，医患关系走向和谐也就有了希望。

深度沟通，全方位改善医患关系

近年来，医患矛盾频出，医患纠纷成了媒体关注的热点。医患关系引起大众的反思。

在中国传统文化中，民众一直对医生怀着一种尊敬的态度，但是对比目前的医患关系，很显然这种传统文化的根基已经轰然倒塌，医生的权威和诚信已经遭到质疑。

医患双方有共同的敌人——疾病。因此，医患本应该是一个战壕里的战友，亲密合作，战胜疾病，获得健康。战友情绝对是人间真情中值得歌颂的一种，因为它的本质是值得托付生命的信任。在对方危难的时候，信任可以挽救一个人的生命。

但是不知从什么时候开始，医患之间的关系悄悄变了味，相互之间不再信任、依靠，而是变得警惕、防范，没有了温情。

在中国最大的搜索引擎"百度"中输入关键词"医患关系"，可以搜出触目惊心的伤医、杀医事件。单单 2016 年，据人民舆情监测网报道，共有 42 起典型的暴力伤医案件，导致 60 名医护人员受伤或死亡。

最典型的是广东省人民医院五官科主任医师陈仲伟被砍 30 余刀不治身亡。惨剧发生后，有暴徒公然在网上发帖："支持刀客！谁敢弄坏我的牙，我就要你的命……"更令人心寒的是，该帖子后面居然有 1 608 人点赞。

这样的恶意言论字字锥心，让广大医务工作者如坠寒冰。但是，真正让医务工作者为之寒心的还不止于此，一个明星的婚礼可以让媒体连篇累牍地报道一周，而一个著作等身、德高望重的医生被暴徒砍死，除了卫生系统的人为之发声转载，微信朋友圈自动用黑丝带头像默哀之外，并不会得到更多普通民众的关注。

据 2015 年《中国医师执业状况白皮书》统计：2014 年调研结果显示，59.79% 的医务人员受到过语言暴力，13.07% 的医务人员受到过身体上的伤害，仅有 27.14% 的医务人员未遭遇过暴力事件。这份白皮书是中国医师协会历时 6 年，跑了 13 个省、直辖市、自治区，调查了近万名医生（有效问卷为 9 524 份）做出的结论。因此，从某种角度说，这些资料真实地反映了中国目前的医患关系。

原因何在？

和许许多多的同行一样，我困惑、迷茫、痛苦。诚然，冰冻三尺非一日之寒，医患关系不是一朝一夕变坏的，它的恶化也不是单个原因造成的。但是作为一个医生，同样也作为一个患者（因为也许就在不远的将来，我们就是一个四处求医的患者），我认为如果医患之间有充分的沟通，就不会产生那么多误会，医患之间的信任度就不至于降低到现在的程度。在我看来，沟通将会是减少医患矛盾的神器。

沟通，顾名思义，有"沟"，即行动或者语言，之后才有"通"，达成一致。《左传·哀公九年》一书中，对沟通的解释是"挖沟使两水相通"。百度百科里，对沟通的概念是"沟通是人与人之间、人与群体之间思想与感情的传递和回馈的过程，以求思想达成一致和感情的通畅"。

医患沟通的基本含义是医生和患者之间的信息交流与沟通。社会逐渐发展，我们的医者一路走来，经历了医患关系从高峰向低谷滑落的无奈和伤心，有过安慰，有过落泪，甚至还有心中悲凉的时候。可以说，医患沟通平等的立场被双方不小心改变了，医患之间的信任一旦缺失，随之而来的就是可怕的猜疑——医生畏首畏尾，手术前把每一个可能发生的意外都讲得很大，不敢冒一点风险；患者盯着医生的一举一动、一言一行，针尖大的失误也要紧抓着不放，生怕被医生坑了。

针对中国目前的医患关系与医患沟通现状，我们要去寻找更有效的沟通手段，提高沟通效果，从而改善医患关系。

医患关系不佳是日积月累生成的，改善医患关系也不是一朝可以解决的。但是，僵持不能解决任何问题。作为医方，必须先想出可行的办法，然后从自身做出改变，跨出改善医患关系的第一步，这是有重大意义的。

人有生老病死，现代社会公民的第一声啼哭和最后死亡，都是在医院里发生的。因此，任何一个医生首先也是患者，也终将以患者的身份离开人间。相信只要医方做出改变，患者和第三方的改变也将实现，最终改善医患关系是可能而且是必然的。

医方在积极努力提升沟通能力的同时，一定要注意沟通是否到位了。沟通是否到位，要看沟通效果。我院在成立医患沟通办公室之前，所有的手术、操作告知和其他规定的相关知情同意书也基本齐全，但是沟通不良导致的医患纠纷一直居高不下。

医生（包括我）与患者的沟通，大部分是在病床边或者医生办公室展开的。以内科胸腔穿刺为例，术前医患沟通基本上是这样的：医生拿着病历本在病床边站着，患者躺在病床上，或者医生在办公桌前坐着，患者或者患者家属站着；然后医生结合患者的病情简单说一下："你现在是胸腔积液，胸腔里的水太多需要放出来，这样做我们好尽快明确你的病是什么原因引起的，方便对症下药。所以，我们要给你做个穿刺，穿刺中有可能会出现意外情况，不过你放心，我们做得多了，碰到情况都会及时处理的。你看一下，情况都写在纸上呢，签个字吧！"患者或者授权的家属听完，大部分就是再具体问一下，在哪里做穿刺呀？疼不疼呀？穿完后要做什么吗？等等。然后签个字结束，或者不同意做不签。整个过程基本上3~5分钟。

同样的沟通，在外科稍好一些，医生会把患者或者家属叫到办公室，对手术的方式和解剖部位等，用模型或者简单画一个示意图作为辅助讲解。这一沟通时间会长一些，但是一般也不会多于10分钟。至于其他小的操作或者治疗，医患沟通的时间更短，形式上也更为随意。

这样的沟通，显而易见，患者或者家属是不可能对沟通内容有真正理解的，一旦治疗出现不良预后，面对知情同意书，患者往往会说："我不知道什么内容，医生让我签我就签了。"

诚然，从法律上来讲，已经签好的协议，白纸黑字，即使签字双方不承认，但该担的责任并不会因此消失。作为医方我们非常清楚，对缺乏专业知识，甚至连基本医学常识都不了解的患者来讲，仅凭术前的三言两语，怎么可能要求他全部理解手术方案、手术风险？因此，深度沟通非常有必要。

所谓深度沟通，就是我们要在沟通地点、沟通内容、沟通时间以及沟通程序，甚至沟通礼仪方面做到相应的要求，力争达到最好的沟通效果。

沟通地点至关重要，医生与患方可以在一个安静、没有干扰的地方坐下来谈话。站与坐不是简单的动作区别，它影响到沟通的效率和效果。对医生来讲，坐下来谈话可以使患者对所谈的内容更为重视，也便于和患者拉近距离。对患者来说，坐下谈话意味着与医生可以平等对话，不至于觉得医生高高在上，也更容易信任医生。在很多时候，信任直接影响到诊疗效果。

沟通内容是决定医患双方责任的主要组成部分。完善的沟通一定是专业性很强，并且面面俱到。一个高度专业化的医生一定是对病情的诊断和治疗经过了深思熟虑，替患者准备好了最佳治疗方案。因此，确定好沟通内容的模板，有助于医生全面思考，由此体现出的专业态度，也让患者更信任。

做到以上两点之后，更容易保证沟通的时间。沟通时间得到保证，也体现出医生对患者的重视和耐心。有时候，医生的陪伴使患者能感受到温暖，这也是一种"药"。保证了沟通时间，就为后续的沟通程序奠定了基础。

沟通程序也是一种仪式，如果在沟通开始前，医生能好好做一个自我介绍，并真诚地向患者或家属问候，然后切入正题，先讲诊断，再提出治疗方案和备选方案，介绍各方案的优缺点与风险，以及处置方法。这些流程的设置，让患者和家属感觉到医生的充分准备，也确保了患者能全面了解沟通内容，积极为提升沟通效果努力。

最后要注意的一点是沟通的仪式感。仪式感是人们表达内心情感最直接的方式。我的理解是，仪式感是人们在内心中对日常生活仪式的一种自我感觉。因而，仪式感能唤起我们对于某件事的尊重。生活、工作其实都一样，有了仪式感，能敦促自己内心对于特定的事情重视起来。因此，注重沟通的仪式感，能提升对沟通的重视程度。

当然，深度沟通只是一种手段，做到以上几点可以保证沟通的效果，目的是提升医疗服务质量，从而提升患者满意度，减少医患矛盾。

医院全面工作配套，保证医患沟通效果

　　实施深度沟通，光有前文所讲的围绕沟通前后的改变还不够，毕竟医患沟通在医院不光是医生与患者之间的沟通，影响患者满意度的也不仅仅是找个地方坐下来说说那么简单。要做到深度沟通里的每一步，需要全院动员，付出努力。

　　医学界有一句话：对外科医生来讲手术做得再漂亮，落在患者的眼里只有切口疤痕漂亮与否的差别。这并不是否认钻研医疗技术的必要性，而是提醒我们角度不同，看到的问题截然不同。

　　对患者来说，良好的医疗服务中，需要精湛的医疗、精心的护理、完善的后勤保障服务，还特别需要包含主诊医生的特别关怀。因此，常规出院后的随访中，通常是床位医生对患者出院之后的身心状况、康复、预后以及健康保健方面的情况进行询问和指导。如果在深度沟通服务中，特别加入了主诊医生的电话随访，效果一定会很好。这个主诊医生，在大内科系列中，可以由负责患者治疗、对患者情况熟悉的主治医生或者更高职称的医生担任；在手术科室中，则由主刀医生或者最起码是参与手术、对患者整个治疗计划参与度非常高的医生担任，通常是主治医生。

　　这个回访的重要性是显而易见的，患者对主诊医生的信任感和依赖感超乎我们的想象，我院医患沟通办公室曾做过调查，对出院患者电话回访，由主诊医生回访后，通话时间为 5.7 分钟，远大于实施深度沟通前的平均2.3分钟。随访者问同样的问题，通话时间长则意味着患者更愿意倾诉与咨询，意味着信任度比较高和随访的针对性比较好。

实施深度沟通最核心的还包括提升医护人员自身的沟通水平和技巧的各种方法。要根据医疗环节不同设计不同的沟通内容，比如分别针对入院谈话、围手术期谈话、诊断明确谈话、治疗方案变更等，必须有区别、有侧重点；要根据沟通对象不同设计不同的沟通方案，比如病情轻重、性别、年龄、文化层次、地域等不同的沟通对象，除了内容，还应该区别沟通时的语气语调、伴随肢体语言等；要根据沟通背景不同，设计不同的沟通内容，比如在患者入院时、对治疗有疑问有意见、发生纠纷时，不同的沟通背景之下，面对患者沟通内容是不同的。

这些林林总总，其实就是沟通技巧，需要不断、反复地培训与练习，才可能掌握。因此，我认为一定要设计好完善的员工沟通培训计划，达到医院包括后勤、行政、护理工人全部人员在内的全员培训。培训的安排，在员工入职时进行常规医患沟通重要性和策略性培训；进入具体岗位之后，由科室内部对其工作具体内容进行医患沟通培训；由医患沟通办公室梳理出日常工作中患者回馈的医患沟通问题，定期组织科室护士长、科主任进行针对性培训并传达到对应的对象；对医院中层管理者定期进行医患沟通管理的培训。

然而，做到以上要求，不是一朝一夕可成，需要在全院营造重视患者需求、重视医疗服务的深度沟通氛围，并形成相应的制度保障。比如，可以要求医师升职称前轮转医患沟通办公室一段时间，负责投诉接待。面对愤怒的患者，身处其中的沟通者才知道在沟通中患者真正需要的是什么，自己的沟通工作有哪些是不到位的。

此外，应该将医患沟通培训和考核纳入全院人文建设的日常工作中。我院有一个坚持多年的老传统，每年四月的第三个星期是全院的"医疗安全活动周"时间，全员参与，围绕患者安全部分的各方面内容，开展一系列形式多样的活动。而今，我院"医疗安全周"的影响已不仅仅在我院，还带动了吴中区周边的医院，成为每年春季辖区内各大医院的人文盛会。我们把医患沟通纳入"医疗安全活动周"的内容之中，占比为五分之一，涉及医患沟通各层面，如医患沟通策略研讨、医患沟通情景演示、医患纠纷对策分析等。

在做到以上这些医患深度沟通举措之后，作为医方，医患沟通才算真正有计划、有举措、有回馈、有总结，才能不断改进，形成管理学上的戴明循环（PDCA循环）。

当然，随着时代发展、科技进步，医患沟通的途径除了面对面语言、非语言的传统沟通方式，还可以在方式方法和时间安排上更加灵活机动，比如微信公众号、门户网站宣传等。相比较面对面的沟通，微信公众号和门户网站这种新型沟通方式更灵活，对某些沟通内容来讲，比如保健知识科普、医疗服务时间安排通知等，因受众广泛，效果更显著，成本更节约。

同时，为了检验医患沟通效果，减少医患矛盾，不仅限于内部的监督，我们还可以积极配合上级卫生行政部门，邀请第三方对门诊患者进行访谈，对出院患者进行回访，通过对医疗技术服务、护理服务、后勤保障服务等方面的满意度调查，发布公正公开的结果，医院的医患沟通管理部门可对此做出更精确的调整，以期达到更好的医患沟通效果，减少医患矛盾。

提升住院医生的内部沟通能力

住院医生的沟通包括两大类：一个是对外，主要是医患之间的沟通；另一个是对内，主要是在医院内部与各个科室、各个岗位人员之间的沟通。

沟通是组成医生执业技能的一个重要部分。对内，医生与各部门、各岗位人员通过沟通、交流，互相合作；对外，医生通过语言以及非语言的沟通达到医患之间的感情交流，建立信任关系，从而便于实施医疗技术，达到治病救人的目的。

有研究表明，良好的医患沟通在建立良好的医患关系、加深双方感情沟通、提高患者的依从性和满意度及临床疗效、降低医疗不良事件发生率等方面，都具有非常重要的作用。

住院医生是医院医疗力量金字塔的基石，他们之所以拥有这个名字，就在于他们与患者接触得最多也最早；在临床一线轮班，有大量的病史采集、检查资料收集等工作要做。因此对住院医生来讲，沟通能力的提升必要且紧迫。

医生必须是团队工作的。患者的治疗效果好不好，医方的因素首先取决于诊断是不是正确，而诊断正确与否还有赖于医技科室是不是出具了正确的检查报告，这些环节需要医生与医技科室之间有充分的沟通与交流。然而，如果说大学里为数不多的沟通课程多少涉及一些医患之间沟通技巧的话，那么关于医医、医技、医护之间的沟通就几乎是只字未提了，全靠医生在实际临床工作中自己摸索。

医院内部各个科室之间、医技科室与临床科室之间的整体沟通其实并不是很顺畅。请看下面的例子。

患者问超声科医生："请问我这个报告是什么意思？正常吗？"

"单子上写好的，正常！"

"那我到底是什么问题呢？"

"不好意思，那我不知道，你得问给你开单子的医生，为什么要做这个检查？"

这个超声科医生的能力和态度并没有问题，这段对话提示了医院内部临床医生与超声科医生之间的沟通出现了问题，超声科医生甚至连临床医生为什么做这个检查都不清楚，也许是临床医生的申请单上缺乏必要的信息，也许是超声科医生对临床诊断心存疑虑，不愿意直接将真实情况暴露在患者面前。

其实，不单是科室之间缺乏有效沟通，甚至同一个科室之间的医生与护士，有时候对同一患者的信息掌握都不一样，同样缺乏沟通。

医院内部沟通不良其实并不完全是管理不善的后果，这与医护之间一直以来的观念有关系，认为医生是诊治疾病的主体，而护士只是执行医嘱的配角。而现代医学要求整体护理，即护理人员作为具有主观能动性的护理决策者，要以患者为中心，使患者达到完整意义上的健康状态。

整体护理要求把护士还给患者，更要求医生以及其他部门的全力配合。因为开展整体护理之后，护士更多地与患者沟通，及时了解他们的病情变化与心理、生理变化，可以及时调整护理方案，改善护理工作。其实，护士获得的这些信息也有助于医生及时明确诊断、调整治疗方案，确保医疗安全。但是如果医生不把诊疗的信息及时与护士沟通，护士就不可能在与患者沟通时把解释工作和健康宣教工作做到位，医生的治疗效果就难以顺利达到。因此，医护沟通与配合非常必要。

临床医生与其他科室尤其是医技科室的沟通存在同样的情况，

有些临床医生固有的观念认为，医技科室必须无条件全力配合临床。当然，所有的诊疗工作应该围绕患者，配合临床没有错，但是临床不能高高在上要求医技科室主动与临床沟通与合作。现代医学发展迅速，临床与医技早已没有明确的界限，医技科室的很多新技术开展与临床关系日益密切，甚至以往单纯做检查的科室现在也可以独立做好多手术，代替常规的开放性手术。因此，临床医技多多沟通，临床可以了解到医技科室出的检验结果数据可能受患者饮食、治疗用药的影响而波动；医技科室与临床交流，可以帮助临床科室在标本采集、测定流程、范围等方面提供正确的指导，从而确保测定结果的准确性和重现性，以减少临床的矛盾。

由于住院医生的更多工作是与患者接触，需要跟患者解释得也最多，因此，更有必要注重与医院其他科室的沟通。

医院内部沟通良好顺畅，能有效促进医患和谐，提高患者满意度，避免医疗差错的发生，最大限度地减少医患纠纷。

内部沟通的重要性毋庸讳言，对住院医师来讲，学会与其他各个科室不同岗位同事的沟通技巧，才算真正掌握了内部沟通。

与住院医师关系密切的内部科室包括护理部、医技科室以及包括后勤在内的其他服务型科室，而与临床相关的内部科室，住院医生平常接触最多的也就是护理部和医技科室了。

要改善住院医师与护理人员的沟通，成立医护沟通制度保障很有必要。医护不是没有机会沟通，而是多年的医院文化与传统，使得护理一直处在从属地位，导致沟通内容和形式有诸多限制。"医生的嘴，护士的腿"，医护都要摒弃这种观念。尊重护理的独立是社会文明进步的标志。可以试着在护理查房、护士随医生查房、教学查房、行政查房时，将护理人员汇报病情作为一种制度。这样，既加强了医护之间的沟通，也锻炼和提升了护士的业务素质和表达能力。

此外，还要加强医护学术交流。目前医生学习护理相关知识和理念的情况尚不多见，但是为了增强医护之间相互了解，督促良好的医德医风，住院医生培训制度已将护理人员测评作为出科考核的一个组成部分，这是一个非常好的举措，说明在对抗病魔的战斗中，医护这两个友军应该更要加强紧密合作。今后，应该鼓励将医护沟通内容加入护理人员的继续教育中，形成良性循环。

住院医生除了应该学会与护理人员高效沟通之外，另外一大重点是要掌握与医技科室的沟通。只有相互了解对方的工作才能理解对方的所作所为，才谈得上顺畅沟通。改善住院医生与医技科室间的沟通，需要将住院医生轮转医技科室作为一项常规，事实上有好多综合性医院已经这么做了，确实起到了一定的作用。

临床医生了解了医技科室所做检查的目的、原理、检查过程、方法等，就能在临床开具相应的检查时注意到患者的生理、心理变化，注意到饮食、药物对患者的影响，从而选择合适的时机让患者做相应的检查，以取得正确、客观的检查结果，而不是送检前什么都不管，一旦出现的结果与预期不一样，就质疑医技科室的工作。

同时，也要将医技科室人员定期参与临床门诊、查房、会诊、病例讨论工作作为一项制度长期坚持。通过多种途径，医技科室人员尽可能多地接触到临床医生的工作，多与他们交流和对话，及时了解临床所需，才能确保医技科室人员提供更多更好的检查工作，保证临床患者所需。除此之外，还需要双方多参与到相互的科研与教育中，职能科室要多组织双方共同参与的业务学习与组织研讨。科研管理部门要牵头主持一些涉及临床、医技的多中心课题，促进双方学术交流。

我深信如果能够做到以上几点，住院医生一定能很好地掌握医院内部沟通技巧，全面提升医疗服务效率和服务质量，有利于自己更快地成长。

年轻医生如何与患者顺畅沟通

　　年轻医生的沟通能力包括内部沟通和外部沟通，掌握内部沟通能力，说到底只有一个终极目标，那就是为了更好地为患者提供医疗服务。因此，在打好内部沟通的基础上，要学会如何与患者顺畅、高效地沟通。

　　谈医患沟通，我们不得不提到特殊的人际关系——医患关系。医患关系是医务人员与患者及家属在诊断、治疗、护理过程中形成的人际关系，是以医疗职业为基础，以道德为核心，在医疗实践中产生与发展的人际关系。医患关系本应该是在共同对抗病魔的过程中建立起来的亲密战友关系，但是近几年来，"医患关系紧张"已然成为热词，让人不得不对医患沟通的现状进行深刻反思。

　　医患关系紧张固然有深层次的原因，比如社会矛盾、历史原因、媒体因素等，作为医生，在一个个触目惊心的医患纠纷中，我痛心地发现，医生暴力事件的受害者不仅是医方，其实是医患双方。因为，从客观角度讲，医患关系的不和谐，最终受害者是患者。

　　从患者利益角度出发，医生确实有其自身的问题，很多时候纠纷是由于医患沟通不到位造成的。作为医疗过程的主导者，医生有必要有义务改进沟通，学习如何进行有效沟通，让医疗回到本源，最大限度地减少医患矛盾、防范医疗纠纷的发生。年轻的住院医生作为医学事业的生力军，是接触患者及家属最直接最密切的医疗工作者。因此，提升住院医生的医患沟通能力势在必行。

然而，由于医学教育的局限性，本科阶段基本上以应试教育为主，研究生阶段又以科研教育为主旋律，再加上目前的住院医生以90后为主，是伴着电视、计算机成长起来的一代，很多住院医生的人文知识相当匮乏。医患沟通作为一项重要的工作技能，没有得到应有的重视，踏上临床岗位的住院医生还缺乏基本的技巧。部分住院医生甚至还缺乏基本的法律及社会常识，在处理一些敏感的专业问题时，告知患者或家属时不注意隐私保护和委婉的谈话技巧，招致患者的反感，进而引发信任危机。

　　此外，更为重要的是住院医生的专业知识不足，在与患者交代病情、告知诊疗方案时，考虑得往往不够全面，分析得也不够深入细致，更多时候是缺乏足够的自信，所以患者及其家属往往对住院医生缺乏信任，一旦出现让患者或家属感到不满意的地方，就容易引发纠纷。

　　导致医患关系不和谐自然还有其他因素，比如社会矛盾、历史原因等，深层次的因素本文不做展开，但是要让民众对医生这个职业真正尊重和理解，我们还有很长的路要走。回到住院医师本身，医患沟通能力培养的设计在其教育经历本身就有很多提升空间，这方面的内容我们另文讨论。

　　现阶段医学教育培养的住院医师，在进入岗位之后，要提升医患沟通能力，需要注意以下几点：

　　一是提升专业技能。医者精湛的技术和全面的知识是维持沟通效果的纽带，娴熟的技能是取得患者信任、建立和维持良好医患关系的重要环节。专业技术是根本，拥有了高超的技术，帮患者解除了病痛，才可能换来患者的微笑。否则，再好的沟通技巧、再完善的配套服务都是浮云。

　　二是系统学习高质量医患沟通的必要知识。在住院医生入职前，岗前培训要涵盖医学人文知识、法律法规知识、医患沟通技巧及情景演练和角色互换，让入职之后的住院医生对整个医患沟通的现状、目的、技巧有深入细致的了解。入职之后，每年定期参加医患沟通技巧培训，并且学习正面、反面案例，反复体会不同沟通效果导致的后果。

三是参加医患沟通办公室工作轮岗。理论学习再多，也不如实际动手（动嘴）参与的效果好。有条件的医院可以安排住院医师培养期间常规轮转医患沟通办公室一个月，亲自参与面对医患纠纷。

职能部门对沟通不到位产生矛盾的案例追责处罚医生的时候，旁观的住院医师通常还会不平甚至反感，但是轮转到医患沟通办公室之后，换一种视角，从职能部门管理角度或者患者角度去看待问题，住院医生的想法就会有很大的改变。同样的病情，跟患者沟通的方式方法不一样，其效果千差万别。住院医生在实战中，学到的不仅仅是沟通的重要性和技巧，更是与患者换位思考的悲悯之心。

四是学会倾听。沟通包括语言和非语言。有的时候，患者对医生所需要的仅仅是一双耐心的耳朵和一个关切同情的目光。医患沟通，住院医生要学会倾听，此时的"无为"，胜过"有为"。

中国有一句古话，叫作"己所不欲，勿施于人"，要提升住院医生的沟通能力，只要站在沟通对象的立场，深入思考一下我们的所做所为（还有所不为），一切为患者的利益着想，我们就能找到提升沟通效率的良方，切实提高沟通效果。

医生的幸福感——
从出院专业回访谈起

　　我院今年一季度的出院患者满意度有了大幅度提升，这当然是好事，然而仅仅两个月前，患者满意度还不尽人意。短短两个月，是什么促使患者满意度提升这么快呢？是患者突然偏爱我们医院了？还是我们的医疗技术突然有了快速提升？仔细想想都不会，因为这不合常理。

　　说到出院患者满意度测评，当前的模式是上级卫生行政部门委托第三方直接与出院患者联系，从医生、护士的技术和服务态度，收费合理以及收费处、检验科、放射科、药房、住院处、超声科、心电图、食堂等部门的服务等方面请患者进行评分，评分等级分为好、较好、一般、差、很差，评价为好、较好者判定为满意，其他均为不满意，每季度评一次。整个苏州市的所有二、三级医院一起进行排名。然而，很长一段时间里，我院的排名一直都不太理想。

　　我院是创建于 20 多年前的老牌二甲医院，规模建制早就是三级医院标准，只是苦于建筑布局和区域卫生规划限制，一直没能创建三级医院。眼看着我们医院成了最老的二级医院，患者满意度排名却不尽如人意，这点让大家实在心有不甘。

　　院部进行了分析，最终一致认为应该改进出院患者回访制度，于是便将由医患沟通办公室工作人员承担的出院患者回访任务回归到各个临床科室，而各个科室便把回访任务交给床位医生了。

令人惊讶的是，之前一直被医患沟通办公室工作人员抱怨的患者联系电话不存在或者无人接听等问题，奇迹般地降了下来，电话无法接通、无人接听率从之前的8%降到了2.3%，通话时间则由1.8分钟上升到了2.3分钟。这些数据都是由专业回访软件自行统计生成的，具有很高的可信度。

本文并不是写如何提升出院患者的满意度，虽然深挖下去可以扒拉出提升满意度的许多种方法，但仅从这件事情上，我便深有感触，为医生的被需要而感动。

患者的出院宣教，我们的医生护士已经在健康科普和关照生活护理方面的问题时解释得很充分到位了，不得不说，我院的护理工作在这方面做得确实是可圈可点。

医生专业回访固然对患者的病情和回馈、后续治疗方面有着诸多优势，但我关注的是，在此之外患者对医生的依赖感、信任感所带给医生的幸福感。

有人说，幸福是一种感觉。人类对幸福的追求就如同对食物的需求一样，永无止境。医生是一种职业，但这是个特殊的职业，而我们作为医护人员在很多时候对这个职业的认识却还不一定正确。我们中的很多人一生都在为提升自己的医术或护理技术而努力，学习能力的确是作为医护人员的必备技能，但我们却常常不自知我们能够给予患者的其实还有很多，比我们想象中的要多得多。比如我们对患者的安慰、鼓励、同情、陪伴、关爱……对患者而言这些都是非常贴心的照护。

我记得自己刚入职时，一位德高望重的妇产科主任给我分享了她职业生涯中的一件小事。那是一位年轻的妈妈，在大街上碰见她，握住她的手，满怀感激地对她说：主任啊非常感谢你，我生女儿的时候你对我太好了。主任有点茫然，便问她，你生孩子的时候难产了吗？是我给你开的刀吗？年轻妈妈说，不，我是顺产，当时你正好进产房看一个难产的产妇。面对主任疑惑的眼神，年轻妈妈动情地说：主任啊你那天进来的时候，我正疼得厉害，是你弯腰替我捡起掉在地上的被子，还握了我的手，鼓励我。

年过半百的妇产科主任在新入职工岗前培训的时候对我们说："我抢救过那么多的危重患者，被深深感激和记住的患者中，唯独这位妈妈让我非常动容，医生一个无意的动作、一句安慰的话，都可以让患者深深地感动，生病的人是最脆弱的，我们一定要好好照顾他们……"

医生在面对危重患者时，会有一种强烈的责任感，可是当面对某些疾病时，也会出现强烈的无助感，我们会深深体会到在疾病和时间面前的无能为力。但是我们要知道，除了争分夺秒，我们的关心、同情、爱护，我们不经意间的一个发自内心的动作，对于患者都是很好的治疗。

在出院回访中，接到床位医生的电话，对患者来讲，比起程序化的服务剧本培训出来的医患沟通办公室工作人员礼貌、冰冷的机器式问候，感受要好很多。因为，他们虽然已经离开了医院，却通过距离而真切感受到了医生所给予的那种关注和温暖。

赠人玫瑰，手留余香，我们给予患者温暖，收获到患者的信赖，没有什么比这个带给我们更多的幸福感了。

人文医学中不可或缺的仪式感

　　最近微信朋友圈被一张医生和小朋友相互鞠躬的图片刷屏。一个大约四五岁的小男孩和一位中年女医生相互鞠躬行礼，场面温馨，令人动容。

　　这个叫军军的男孩子，今年才3岁，几天前因持续高烧被送入武汉市中心医院后湖院区儿科治疗，接诊的正是照片中的杨惠琴主任。在抢救过程中，军军牙关紧咬，四肢抽搐，为避免孩子咬伤舌头，杨主任将自己的手指伸进孩子嘴里长达半小时之久。复诊时，军军用了一个让杨主任意想不到的方式来表示感谢：给杨主任深深地鞠了一躬。杨主任被孩子的可爱与真诚所感动，也随即躬身还礼，这个感人的瞬间就这样被记录了下来。

　　无独有偶，微信朋友圈的这篇文章同时还配了另一幅图片，黑白照片上，一位身着长衫马褂的小男孩，大约三四岁的样子，正与一位头戴礼帽、西装革履的男士相互鞠躬作揖，一高一矮，画面对比反差强烈而又和谐。这是1900年左右，时任广济医院（现浙江大学医学院附属第二医院）院长的英国人梅藤更查房时，遇到小患者的鞠躬致谢，深谙中国礼数的梅医生也深深鞠躬回礼。

　　在现在这个对杀医砍医都见怪不怪的医患大环境中，看到上述画面，真是犹如一股暖流，在这个严冬，给很多人尤其是像我这样的医务人员以温暖和慰藉。患者的感谢与发自内心的尊重，让我们重新体会到了当年选择学医时那种怦然心动与热血沸腾的心情。

孩子对医生由衷地感谢，通过深深一躬来表达，医生看到孩子康复也由衷地高兴，面对孩子行礼，自然而然深鞠一躬以回礼。这一幕，让我们重温了久违的仪式感——作为礼仪之邦日常的那种仪式感。

生活中，仪式无处不在，仪式感是人们表达内心情感最直接的方式。我的理解，仪式感是人们在心中对日常生活仪式的一种自我感觉。仪式感能唤起我们对某件事的尊重。生活、工作其实都一样，有了仪式感，那些敦促自己内心对于特定的事情重视起来，认真生活、认真工作的人，必定是有生活情趣的人。我们不能指望一个对待生活敷衍了事、对待工作马马虎虎的人，能有多少情趣盎然的生活经历。

医患之间真的需要这种仪式感。仪式感让我们从心底里郑重对待手头的工作，认真对待我们从事的事业。有这么一句话，每天假装去喜欢的人或事，久而久之，就真的成为我们深爱的人或事。况且，对于这份神圣而高尚的职业，我们一直是深爱的，只不过，由于小部分患者的不理解而深受的委屈，让我们一度忘记了自己的初心，忘记了曾经的挚爱。仪式感能帮我们重新找回当初的这份激情，告诉自己，这是一份崇高的职业，这是一份神圣的事业，我们为能帮助患者而自豪、而骄傲！

一直以来，医患从来不是敌人，恰恰相反，医患是一个战壕里并肩作战的战友，互相支持、互相鼓励，才能对抗战壕外面的共同敌人——疾病。

找回仪式感，还能帮助我们找回作为患者的那种久违的感恩之心。我们每一个人，包括现在身为医护人员的我们，总有一天都将是患者。己所不欲，勿施于人，当我们有一天老了、病了，我们不会希望医生生硬、粗暴地对待我们，我们希望自己的医生能和颜悦色地迎接我们，以专业的态度、过硬的技术为我们服务，给我们对抗疾病的信心和勇气；而不是因为担心我们的猜疑而自我防御，随时准备法庭传唤的证词。那么，我们从今天起，就应该以自己希望从医生那里得到的那种待遇，来对待我们的患者。

　　医患双方的行为就像一面镜子，如果我们充满戾气和哀怨，怎么能要求面对的患者对你敞开心扉，给以尊重和爱戴呢？相反，我们充满敬畏、充满怜悯之心、充满善意和真诚，患者就会以同样的态度对待我们，和谐温馨的医患环境才会重回我们身边。

现代医学呼唤"全人"医学模式

  医学萌芽于对抗伤病的人类需求。自有人类起，就有了疾病伤痛，于是便有了最原始的医学。随着人类社会的进步与发展，医学一路走来，从起源于巫术的古代医学渐渐发展到经验医学，从经验医学又渐渐发展到近代医学，并在获得自然科学的大力支持后，取得了长足的进步和发展。

  1953 年，沃森和克里克发现了脱氧核糖核酸（DNA）双螺旋结构，拉开了分子生物学的序幕，树起了生命科学史上的一座里程碑，医学科学被进一步向前推进，近代医学就此进入了现代医学阶段。

  此时此刻，原有的医学学科被分化，迅速向纵深方向发展，同时也促进了一系列新的学科的产生，如系统生物学、分子生物学、生物医学工程等。人们逐渐注重从人体与环境、身心相互联系的背景下认识、理解、探索生命与疾病等问题。

  现代医学技术在飞速发展的同时，围绕"科学地"认识和治疗疾病向前迈出了巨人的步伐。然而，这种医学观把人看成相对独立的生物体，从生理学的角度寻找病理机制并据此建立治疗方案，由此建起了一整套专业化的现代医学体系。

  在这个体系的基础上产生的医学模式，即"生物"医学模式，倾向于以"病"为中心而不是以"人"为中心，其"单一"性引发了诸多现实的困惑和难题，这些难题涉及医学的方方面面，有的还非常严重，模糊了医学的目的和发展的方向。

医学对高新技术的崇拜和追求，导致了尖端技术设备的大力开发，医生过度相信高新技术的作用，在技术至上的现代医疗语境下，有的医生出现了明显的"技术偏盲"现象，出现技术依赖甚至技术成瘾，只见治疗，不见照顾，医学的人性化温度不断降低。

在高端医疗技术的支撑下，技术层面能做的事情越来越多，医学的能耐仿佛越来越大，人们对医疗的期盼也越来越高，甚至错误地把违背自然规律的治愈疾病、阻止死亡当作医学的最大目的，而忽略了预防疾病、促进与维护健康、推行临终关怀、追求安详死亡等医学行为的意义。

由于片面信赖高新技术，盲目追求高端设备，使得医疗成本越来越大，患者就医支付的医疗费用也随之大幅度增加，加上当前医疗市场化的制度引导，医疗单位越来越注重经济效益，导致患者的负担越来越重，因病致贫的现象也越来越多，医疗的公益性和可及性因此受到了巨大的威胁。

攻坚克难的现代医学在致力于治愈疾病、阻止死亡的同时，"去人化"的现象越来越明显，忽视了对生病的人的照料，尤其忽视心理、社会、环境因素对患者的影响。

此外，由于移植技术、辅助生殖技术等的应用引发了医学界的广泛争论，与其相关的医学社会学、医学伦理学、医学法学的问题不断被提出，人们越来越深刻地认识到现代医学不仅要解决生物技术问题，还要解决人文社会问题，医学应该包涵更多的人文内涵。

现代医学之父威廉·奥斯勒早在 20 世纪初就曾预言："现代医学实践的弊端是历史洞察的贫乏、科学与人文的断裂以及技术进步与人道主义的疏离。"时至今日，这三道难题依然在困扰着现代医学的发展与改革。

事实上，20 世纪以来疾病的结构发生了许多变化，慢性病、退行性疾病、心身疾病等逐渐取代传染病成为威胁人类健康的主要杀手，高血压、糖尿病、肿瘤、精神疾病等的患病率和死亡率都很高，而这些疾病的发病原因不仅在于生理性病变，很多还和生活、心理、环境、社会等因素有关。

　　甚至在进入 21 世纪后，现代医学仍然主要聚焦于人体生物学方面的研究，而对与生命和健康密切相关的心理、社会、环境、人文等方面的因素缺乏应有的重视和思考，对生命和疾病的认识仍然带有很大的片面性，因而满足不了人们对医学的要求，从而使得面临的困境和矛盾愈加突出。

　　医学是科学性与人文性有机统一的科学，其中人文属性是本质属性，医学的一切活动指向人，以人为最终目的。人是生物属性和社会属性的统一体，人体疾病的发生、发展、转归及预后，往往是生理条件、自然环境、社会环境和心理因素综合作用的结果。因此，在医疗实践中一定要在考虑人的生物属性的同时考虑人的社会属性和其他个性特征。

　　由此可见，旧的"单一"的"生物"医学模式显然已经不能适应新形势的要求了。因为旧模式把人当作一个简单的生物体开展研究，疾病就是生物体内组织器官发生了病理生理上的变化，医学之所以产生和存在，就是要消除这些疾病，因而对生物体进行研究，消除生物体的病变。

　　显而易见，"单一"的"生物"医学模式忽略了人的特殊性。医学的对象是人，而人有区别于其他动物的特殊性。马克思说："人的本质并不是单个人所固有的抽象物，在其现实性上，它是一切社会关系的总和。"由此可见，医学必须兼顾人的生物学属性和社会属性，因此医生在诊疗疾病的过程中，不仅要按照传统采取生物学的方法，还要综合考虑生活、心理、环境、社会等方面的因素，以提供给患者全方位的医疗服务，使患者恢复健康。

　　医学发展到今天，其终极目标是实现"对人的关怀"。探索人体的奥秘、追问疾病的本质和规律只是医学的手段，为人类的健康服务才是医学的目的。可以说，医学的发展其实就是医学人文精神的延续和发扬光大。

　　医学是人学，应该处处闪烁出人文关怀的光辉。有感于现代医学对医学的人文属性的轻视，罗伊·波特在他的《剑桥医学史》中感叹道："如果不坚持正确的医学目的，重技轻人，医学的发展可能正在导致一个自己创造而又无法控制的怪物。"

对人的本质能否正确认识，是否明确医学的目的，决定着医学是否能够健康发展。鉴于此，1977 年，美国罗切斯特大学医学院精神病学和内科教授恩格尔提出了"生物—心理—社会"的"全人"医学模式，呼吁医学界除了从生物学的角度关心患者外，更要从人文的角度呵护患者。"全人"医学模式的提出，昭示着对人的重视和医学人文精神的强力回归。

"全人"医学模式不再把生物学因素作为影响人体健康的唯一因素，对当前出现的单纯关注生物学因素的不合理框架进行修正，恢复了社会和心理因素在医学中的应有地位，使得医学向前发展了一大步。于是，呈现在医务人员面前的不再只是疾病，而是具有丰富多彩的物质生活和精神生活的一个个鲜活的个体。

"全人"医学模式从理论层面提出已经近 40 年了，可是在医疗现实中，这个新医学模式的推行却不尽人意，坚持"生物"模式、见"病"不见"人"的现象依然比比皆是，严重阻碍了现代医学的发展和医患关系的和谐。而今，这个问题已经到了必须高度重视的时候了。

医务人员要转变医学模式，首先要提升自己的人文修养，清楚地认识到"自己看的不是病而是患者"这个问题的实质，尊重生命，敬畏生命，只有这样，"全人"医学模式才有可能被推广。有关新医学模式，我在医科大学就读医院管理的时候听老师讲过这样一个案例，一直令我感动至今。

老张是个公务员，兢兢业业工作了大半辈子，始终还是个科员。最近，一个年轻人提了副科长，老张心里很不好受。渐渐地，他得了忧郁症，住进了医院。

一天夜里，老张躺在病床上，越来越想不通，他起身来到窗前，眺望着星空，慢慢地，他的一只脚跨上了窗台。就在这时，一只手拉住了他的胳膊，一个轻柔的声音在他的耳边响起："张伯伯，快回床上睡觉去吧，很晚了。"

老张回过头来，看见的是一双美丽的大眼睛，是小陈医生。原来，美女医生小陈一直在关注着老张，今天见他情绪不佳，更是时刻关注着他的举动。

小陈医生扶老张回到了床上，陪他聊了一会儿，直到他静静地睡去。

此后，每天晚上，小陈医生都会来到老张的病床边，和老张聊会儿，然后等他静静地睡了，才离去。

不久，老张出院了，离别时，他拉着小陈医生的手，动情地说："小陈医生，谢谢你，你不但让我的身体得到了康复，解开了我心中的结，还顾及了我的脸面，让我可以体面地回到岗位上去，是你的爱心，你的人文情怀，给了我人生的第二个春天，谢谢!"

上面这个案例中，小陈不仅是一个优秀的医生，更是一个心中装着对患者满满的爱的人文医生。

医学是有温度的，没有温度的医学，不是真正的医学。要做一个好医生，首先要自己有温度，在医疗实践中践行"全人"医学模式，只有这样才能给患者传递人性的温情。医术是一切技术中最美和最高尚的，但不是冰冷的，其中应该注入我们良心的温度。

医疗行业要敢于用服务行业的标准对照自己

　　网友谈到医院，多有"看病难""看病贵"的吐槽。其实，比起欧美等国，在中国看病，网传的"看病难""看病贵"其实都是伪命题。

　　2018 年 1 月 30 日，新华社微信公众号刊登了一则新闻，题为《姑娘取鱼刺花了 45 元吐槽"被坑"，网友都看不下去了》，爆料者称，"今天跟朋友去吃烤鱼，结果不小心鱼刺卡喉，下午就去萧山三院取鱼刺。就 1 分钟的时间，医生就取出一根 1 厘米左右的鱼刺。原以为拿个鱼刺最多也就 10 块钱吧，付款时居然收了 35 块！再算上挂号时的 10 块，我只是个学生，这么乱收起来吃不消啊"。

　　说到这里让我想起了又一个新闻，是晒在网上的一张杭州某宠物医院的消费清单，其上赫然写着"急诊挂号费 150 元"，还有其他诊费、血检、生化全套等费用，两相对比，真的不知道说什么好了。

　　这两则新闻，其实说的是一回事。

　　第一个，凭我的理解能力，真是不知道发文的女学生嫌贵是跟什么比的，"原以为"是基于什么以为的。虽说评论有好多站在医院的立场，认为 45 块钱与生命安全比起来是很便宜的，但是我想，我们更要看到在这个女孩身后，灌输给她这个观念的社会。

　　第二个，同样是看病，兽医的培养周期比医生要短得多；人的生命健康按说要比动物珍贵吧，但是人们往往愿意花几百上千块给狗看病，轮到自己看病时，对于几十块的手术费却心疼得不行。

自古以来，我国的医生好像地位就不是很高，"万般皆下品，唯有读书高"，读书的目的是当官。古时候，医生叫郎中，而郎中是没多少社会地位的。

然而当下，我们除了中医医院，大部分人民医院都是西医，在与国际接轨的大环境下，我们的医学高等教育、医学人才培养、继续医学教育等都是与西方接轨，对医生的能力要求也是越来越高。随着全国推行住院医师规范化培训，医生的培养成本更高，当然医生的医术也是越来越好。但是，与我们预期的结果不一样，医患纠纷好像越来越多，医生的社会地位没有跟着上升反而快成为众矢之的了！

这其中的原因，很值得我们深思。刨去社会矛盾和其他因素，换位思考，导致患者不满意的，难道就没有医生方面的原因吗？

哈尔滨市儿童医院李清晨医生撰文称："前些天我的一篇关于讨论医务人员是不是服务行业的文章，也让有些同行不满，如果有些自以为高高在上的人连自己事实上属于服务行业的这一现状都拒绝承认，请问你们在工作中又会以何种心态去为患者们提供医疗服务呢？"

我和李医生一样，同为医生，我既为医生没有体现出该有的经济与社会价值感到不公，也为医生队伍中部分不专业、甚至不道德的行为感到羞愧。医生是一个职业，是一个很高尚的职业，我们不能因为社会冤枉了我们而气愤，然后气愤过后又悄悄去做那些让人指责的事情。我们是不是服务行业先不去争论，但是患者的不良体验我们是知道的，因为在成为医生之前，我们已经作为患者体验过了。等我们做了医生，面对受同样委屈的患者，客观事实我们改变不了，排长队、等候、面诊只能分给患者几分钟……但是我们可以从主观出发，改变我们的态度。

医生的药，除了可以吃的药片，还有我们充满关怀的眼神、亲切的话语和一双温柔的手。前面说到的换位思考，用在这里，就是我们用行动去践行的时候。

我们出去度假，对优质服务体会最深的是机场、五星级酒店，正装、微笑、彬彬有礼，让我们心头泛起的是愉快的体验，感受到的是尊重和关爱。没有一个人拒绝得了别人对你的重视和关怀。

患者是特殊的客户，他们的痛苦需要我们理解，这是共情的要求，也是一个好医生的必修课。在痛苦的体验中，如果再加上冷漠和硬邦邦的对待，绝大部分患者恐怕难有好脸色对待医护人员。将心比心，患者真的值得我们温柔以待。

医疗行业需要我们主动用服务业的标准来要求自己。着装、礼仪、微笑、剧本式规范语言，加上我们专业的高超医术，我认为，这些才能构成医生这个职业值得患者认可的经济价值和值得尊重的社会地位。

说到医生职业如何能够被患者尊重，我想到了白剑锋的《暖医》一书，这本书没有讲大道理，而是讲述了医患之间的一些小故事。在当前医患关系近乎荒唐的大背景下，白先生用他独特的视角，讲述了具有温情的医患故事，让我作为一名医生，在温情之外感受到了那种神圣和悲壮。暖医之所以暖，是因为我们一直坚持对患者的人文关怀。白先生一直都是既能站在普通人的角度，又能让别人了解医生、理解医生来写他的文章的。

2017 年 12 月底，白剑锋又为《人民日报》撰文《尊医重卫，要像尊重圣贤一样尊重医生》，看完后，我实在替医生同道受宠若惊，但是再次仔细拜读之后，又有些惶恐，感觉不太对路。感谢白剑锋为医生说话，但是作为医生，我也有几句话要说。

医生其实是个职业，这个职业恰巧是需要用全部热情和青春的付出才能做好。因此，医生值得尊重。但是，应该让民众因为医生的职业行为而尊重我们，而不应该是因为医生这个头衔。

近年来，我们听得太多的是某某医生过劳死，某某医生连续值班多少天，父亲突发心梗都没有陪，给患者做手术去了等等的新闻，朋友圈热闹一阵，基本都是医疗圈子的人点个赞，感慨万千，然后呢？没有然后了，只有淡忘。医生仍旧超负荷运转，仍旧收入不高，仍旧有过劳死的新闻爆出。

如果患者真的像尊重圣贤一样尊重我们，崇拜英雄一样崇拜我们，我觉得有点害怕。圣贤是何许人也？只知付出，不知回报。所以，医生必须继续加更多的班，还不能要求报酬，否则，何谈圣、何谈贤呢？

可医生毕竟不是圣贤，我们也是小老百姓，跟大家伙一样的普通人，我们需要正常的生活，为人父母，为人子女，要养家糊口，我们也有正常人所有的需要和追求。如果被贴上圣贤的标签，要求患者对我们如此尊重，患者会不会对我们的期待畸形升高呢？没有金刚钻，别揽瓷器活，过分拔高医生，恐怕会不小心伤到医生，更会伤到患者。

我希望医生能够被患者清楚地认识到：医生只不过是一个专业要求比较高的职业。同时，我更希望我们的同事能以极其专业的态度、职业化的技术和温馨的人文服务，真正履行医生的职务、职责。在此基础之上，让患者对我们的职业行为、专业态度，由衷地尊重。

所以尊医重卫，不是把医生当作圣贤一样看待。

那么，亲人呢？把医生当作亲人好吗？

其实，医患之间如果搞成亲人关系，也是非常危险的。亲人之间的感情，一般都对对方的回报有特别高的期待，一旦没有达到这种期待，无论医生还是患者，都会有强烈的背叛感和挫败感，这样也许会酿成更深更重的怨恨。我们所说的医学人文和人文关怀，绝对不能与亲情搞混淆，医学人文一定是在契约精神的前提之下，对患者的安慰和关爱。我们鼓励共情，加强双方理解，但是一定要掌握"度"，医患双方一定要有一个规范和制约的框架，只有这样才能在对抗病魔的战争中，既亲密合作，又不会误伤自己人。

我们要清醒地认识到，医患关系的本质实际上是合同关系，需要双方遵守约定，履行合同，不能单纯依靠情感维系这种关系。医生在履行合同的过程中，需要对患者做人性化关怀的努力，但是不能缺乏约束，否则，双方会因对彼此的权利和义务的边界不清而产生不必要的纠纷。

同时，医患关系的合同，本质约定的是医疗服务，而不是约定医疗后果，不能简单认为医好了是医生本事大，医不好就是医生没本事、医疗事故。

所以，诚如哈尔滨儿童医院的李清晨医生所说："医生就是一份职业，医疗服务中的人文关怀很重要，但不需要都把自己变成圣贤，而不断强化契约意识，不以情感替代规则，才能让自己不被道德绑架，做一个正常、合格且因自己行为的正当性而受尊重的好医生。"

冰冻三尺非一日之寒，尊重不是在一夜之间就失去的，而重获尊重可能需要更长的时间。愿医疗服务能以服务行业的标准对照自己，并通过不懈的努力赢得患者真正的尊重。

医患共策是医学伦理学的需要

　　医患共同决策是指医生与患者共同参与，双方对各种治疗方法的各种结局进行充分讨论，最后得出相互都能够接受、适合患者个体化治疗方案的过程。

　　共同决策不同于"家长式决策"或"知情决策"中单一主体主导性的决策方式，它是在医患双方共处的一个开放环境中进行双向沟通。医患共同决策不仅是满足患者知情权这么简单，而是医生在技术层面对患者敞开大门，与患者进行探讨，共同决策，以达到风险、收益在双方的平衡中最大化。

　　医学伦理学是运用一般伦理学原则解决医疗卫生实践和医学发展过程中的医学道德问题和医学道德现象的学科。它是医学的一个重要组成部分，又是伦理学的一个分支，主要研究医学领域中人与人、人与社会、人与自然关系的道德问题，主要评价人类的医疗行为和医学研究是否符合道德。

　　传统医学伦理学的基础是美德论、义务论及"生命神圣论"，这三者一直以来也是医学伦理学的基础。尤其是"生命神圣论"，受古代社会、文化、经济、宗教特别是医疗水平的影响而产生和发展于医学伦理学思想中，强调人的生命不可侵犯和至高无上的道德观念。

　　生命观理论探讨生命的价值，分为生命神圣观、生命质量价值观、人道和权力观三种。其中，人道和权力观在医学活动中特别是医患关系中表现出来的是：同情和关心患者、尊重患者的人格和权力、维护患者的利益、珍视人的生命价值和质量。

在医学伦理学的发展过程中，无论是道义论还是近代以来逐渐发展并受到广泛认同的生命论，其基本原则仍然是不伤害、有利、尊重以及公正。

下面我们结合生命伦理观和医学伦理学基本原则谈谈医患共策的必要性。

尊重患者的生命，要求医生在做医疗决策的时候，充分考虑患者的生命安全与生命价值。这是医生的出发点，同时也一定是患者及其家属的目的，两者共同的立场在医疗活动中始终是很明确的，医患沟通的开始，就是医患共同决策的开始。

第一条医学伦理学原则是不伤害。虽然医患双方都明白，医疗本身是"以用一种伤害修复另一种伤害"的行为，所以这里所说的"伤害"指的是医生在治疗的过程中要避免有意的、可知的和可控的伤害。"己所不欲，勿施于人。"医疗过程中，不伤害原则就是医患共同决策的首要目标。

在医疗实践中，不伤害原则要求医生真正站在患者立场，要注意既不伤害患者的身体也不伤害患者的心灵；既不伤害患者本人，也不伤害患者关心和爱的人，包括他们的感情和心灵。做到了广义上的这些"不伤害"，医生才能理直气壮地告诉患者：我们是同一个战壕的亲密战友。因此，医患共策可以说是由医学目的本身决定的，是一种必然行为。

当然，权衡利弊，"不伤害"是有度的，我们应该意识到生命神圣。患者生命至上，在权衡的时候，不伤害当然一定是以患者的生命为重，这要成为医疗活动的指挥棒和宗旨。

第二条医学伦理学原则是有利。指医务人员的诊治行为以保护患者的利益、促进患者健康、增进其幸福为目的。医患共策的目的是在医患平衡的条件下让患者的受益达到最大化，医患共策的过程正是实现有利原则的过程。有利原则要求医生时刻为患者着想，为患者谋利益。患者利益包括客观的利益，如祛痛、缓解、治愈、康复以及节约费用和时间等；也包括主观的利益，如受人尊重、被人赞扬与表扬、因恢复健康而恢复社会角色的心理满足与愉悦等。基于身心合一的观点，医生要注意自己的诊疗行为符合对患者客观和主观都得到满足的要求。

从理论上讲，患者利益和医生利益是一致的，患者病痛解除，恢复健康是医患双方共同的利益。医患共策就是要把有利于患者的生命健康放在第一位，一切从患者利益出发。

在临床实践中，医患共策能帮助医生树立全面利益观，从而提供最优化服务，努力使患者受益；努力预防或减少难以避免的伤害；对利害得失全面权衡，选择受益最大、伤害最小的医学决策。

第三条医学伦理学原则是尊重。尊重作为一项人际交往的基本准则，在临床伦理学中指医患交往时应当真诚地相互尊重，并特别强调医务人员应当尊重患者及其亲属。事实上，在医患关系中，尊重原则的重要程度超乎想象。尤其是医患共策，医患之间的相互尊重甚至是实现有效治疗结果的前提条件，也是建立和谐互信医患关系的基础。尊重患者，是现代"生物—心理—社会"医学模式的必然要求，是医学人道主义精神的体现，更是保障患者权利的可靠基础。

医患共策需要建立在信任的基础上、尊重的前提下。患者将生命健康交给医生，医生尽心尽责为患者的最大利益努力，而不是"见病不见人"，患者的"全人"需要医生去守护，包括他的生命健康、人身自由、名誉、人格尊严、隐私等。所有人格包含的内容，都是医生需要保护的内容。

此外，医患共策中的尊重还包括尊重患者的自主权，即尊重患者的自主性决定，这个决定包括选择治疗或放弃的权利、选择哪个医生或者哪个治疗组治疗的权利。换言之，医患共策中，患者的利益不一定是符合大众价值观的利益，但医生要尊重患者自己认为的"有利"——有时候患者认为的"有利"可能是消极治疗——患者有权自主决定比如在有大概率治愈的重病时选择放弃治疗。

第四条医学伦理学原则是公正。公正即正直公平、没有偏私。公正原则是指在医学服务中公平、正直地对待每一位患者。之所以在临床实践中要坚持公正的原则，是因为在医患共策实施前，医生要赢得患者尊重。事实上，目前医患关系紧张的原因之一就是医生群体失去了患者的必要尊重。

每个患者都享有平等的生命健康权和医疗保健权，患者与医务人员在社会地位和人格尊严上是互相平等的。在医患关系中，无论是医学知识还是医疗信息，患者都处于相对弱势的地位，因此患者有权要求医务人员给予公正、公平的关怀。

从医学伦理学视角审视医患共策的必要性，我们不难得出结论，医患共策完全符合医学伦理学原则。医学伦理学帮助我们重新更加理性地理解医患共同决策对于医患关系，抑或医患双方起到的良性效果。

医患共策，让医患携手更亲近

医患共策即医患共同决策，是指医生与患者共同参与，双方对各种治疗方法的各种结局进行充分讨论，最后得出相互都能够接受、适合患者个体化治疗方案的过程。自从 1980 年美国医学会杂志《内科学》呼吁鼓励患者参与决策以来，医患共策逐渐引起了国内外医学界的关注。

学术界的共识是，在当前医方主导临床决策的事实面前，推行医患共策有利于临床诊疗决策的完善和个体化，有利于拉近医患之间的关系，有利于提升患者的依从性和自我健康管理等。随着医学的人文性愈来愈受到医患双方的重视，作为一种新的医疗文化模式——医患共策模式，也越来越受到当今社会的关注。

医患双方因为所处的地位、对医学的认知等方面的差异，导致在临床实践中存在分歧，这种分歧很容易公开暴露，表现为医患之间的摩擦、对立甚至对抗，严重影响了医患和谐。

20 世纪后期，市场经济引入医疗领域，确实弥补和缓解了国家医疗投入不足的问题，增加了医院和医务人员的收入，但同时也因医疗的物质化和医生的趋利倾向而加深了医患之间的矛盾。

在当前盛行的生物医学模式面前，医生在医疗过程中是以解除患者病痛的角色出现的，处于明显的强势地位；相反，患者因为有病要治而有求于医生，明显处于弱势地位。医生关注的是疾病，是医技检查结果，是各种数据和图像，很少注意到疾病对患者的影响；患者则更多地从社会角度去认知疾病，会想到自己的工作所受的影响，想到家里老人的赡养和子女的抚养等问题。

虽然医生的期望和患者的期望应该是完全一致的，即医生希望自己的诊治获得成功，而患者也希望医生诊治成功而减轻或消除自己的病痛。但即便如此，医患之间还是有着不同之处：有些医生会过分热衷于追求新技术、新疗法，而无视给患者增加的痛苦与费用，甚至不惜损害患者的健康；同时，患者常常会怀疑医生的诊疗措施，于是就睁大了自己警惕的眼睛，随时准备反击。

在医生主导决策的情况下，医患关系不和谐甚至对立就不足为怪了。于是，为解决医患矛盾，近年来又出现了另外一种决策模式——患者知情决策。知情决策是医生将患者的诊疗方案和存在的多种选择告诉患者，让患者自主选择其中一种方案。这又完全走到了另一个极端，因疾病而占弱势地位的患者一跃成为选择的决定方，看似尊重了患者的权利，实则往往因患者缺乏专业知识而根本不可能选择最优方案。

那么，在中国当前的医疗环境下，谈医患共策究竟意义何在呢？

在我之前出版的几本医学人文书里，曾花过很大的篇幅讨论医学人文在医患沟通、医德构建和医患双方对待疾病的态度等方面的重要性以及实施的必要性。确实，这是医学人文最重要之处，是医学的初心。但是，医学人文的内涵绝对不仅仅是这些，它还有另一个层面的内涵，那就是在技术层面与患者深度地、交心地、人文地沟通——医患共策！

医患共策其实是跳出了单纯的生物医学模式，遵循了生物—心理—社会医学模式。生物—心理—社会医学模式并不是什么新生事物，早在 20 世纪 70 年代就由美国纽约州罗彻斯特大学医学院精神病学和内科教授恩格尔提出来了，他在《需要新的医学模式：对生物医学的挑战》一文中，批评了现代医学即生物医学模式的局限性，提出这个新的医学模式，即生物—心理—社会医学模式。

恩格尔说："生物医学模式关注导致疾病的生物化学因素而忽

视社会、心理的维度，是一个简化的、近似的观点。为理解疾病的决定因素，以及达到合理的治疗和卫生保健模式，医学模式必须考虑到患者、患者生活在其中的环境以及由社会设计来对付疾病的破坏作用的补充系统，即医生的作用和卫生保健制度。"

生物—心理—社会医学模式是对生物医学模式的一次重大超越，使临床医学的研究对象不仅有自然的人，还有人的心理状态和人所处的社会环境，这个模式将患者从"病"又拉回到了"人"上来，符合"以患者为中心"的原则。

医患共策，实际上就是要我们超越生物医学模式，以生物—心理—社会医学模式来面对患者，尊重患者，敬畏生命，不是从细胞、组织、器官的层面去看病，而是从"全人"的层面去为患者提供人性化的医疗服务，以达到医患双方共同的理想目标——战胜疾病以及消除疾病带给我们的痛苦与绝望！

显然，医患共策让医生俯下身子倾听患者讲述疾病的故事，医生在产生心灵共鸣的同时走进患者的内心深处，为弥合医患分歧提供了较为切实可行的途径。

医患是同一个战壕里并肩战斗的亲密战友，只有医患携手，共同决策，才能达到最终目标——战胜疾病给我们带来的痛苦。

医患共策，找回医学的初心

实施医患共策，能让医患共同面对疾病，找到最优方案；也能切实解决好医患矛盾。但是，医患共策绝不仅仅只是为了改善医患关系，还是医学回归初心的必然！

医患共策并不是简单的知情同意，即医生提出诊疗方案让患者来选择，这时的患者是消极、被动的，医患间的分歧依然存在。真正的医患共策是以医疗决策为主轴，贯穿于医疗全过程的医患之间许多次深度地、交心地、人文地沟通，这为医患双方提供了充分互动的机会。在这一过程中，不仅医生了解了患者，而且患者也了解了医生，体会到了医生的良苦用心，医患各种意愿得以充分表达，分歧得以消除，最后形成医患同心的医疗格局。

在医患共策的过程中，通过医患双方深度的、交心的、人文的沟通，有利于达成对治疗方案的共识和个性化诊疗方案的确定，可以增加患者的依从性，调动患者的积极性。因此，无论是从治疗策略角度看还是从医德操守角度看，医患共策都有着积极的意义。

从医生的角度来看，医患共策让医生与患者有了情感共鸣，从而放下了自己的包袱，减轻了肩上的压力。在我国现实环境下，医患关系之所以那么紧张，很大一部分原因是信息不对称，患者对医疗知识所知甚少，甚至对医疗方案一无所知，但是对医疗结果的期待又畸形升高，一旦出现不良医疗后果，就非常容易迁怒于医院和医生，从而引发纠纷。

事实上，现代医学科学对许多疾病仍然束手无策。据统计，在目前发现的一万多种疾病中，现代医学真正能够有把握治愈的还只有区区几十种，有些疾病我们甚至连发病机理都没有研究清楚，更遑论治愈了。医患共策能让患者的知情权得到充分满足，使患者在技术层面了解得更多，虽然会产生对医学科学局限性的失望，但却能帮助患者理性对待医学的局限性，从而体谅医生的无奈，并感受到医生的付出。当然，推行医患共策绝不是为了给医生逃避承担责任寻找任何借口，而是借由医患共策让患者了解医生、了解医学、了解疾病，使医患更贴近，相互更理解。

　　推行医患共策，在医患之间一次次深度、交心、人文地沟通中，容易形成共情，这是医患共策的核心要素之一。共情是医生的一种能力与态度，与只是对遭受痛苦和不幸的人表示怜悯不同，共情不仅对遭遇痛苦和不幸表示同情，更强调理解痛苦与不幸，并且愿意帮助对方尽早摆脱痛苦与不幸，包含了对痛苦的同情、对痛苦的理解和减少痛苦的行动三个维度。共情能使医生和患者产生心灵共鸣，两者相融相通、互相体贴。由此可见，共情是医患沟通的纽带，常能将医患关系引向和谐。

　　从患者角度看，医患共策可以让患者感受到医生的无私、医学的局限。在许多疾病面前，目前的医学科学也许在技术上还无能为力，但是诚如美国医生特鲁多所说"有时去治愈，常常去帮助，总是去安慰"，对于患者来讲，医生的治疗不仅仅是药物和手术，还有爱的语言，因为爱是人间最好的药，这对于处在疾病痛苦折磨中的患者而言，是极大的安慰，让孤独的患者有了心灵的抚慰，有了继续前行的生活勇气。

　　在吴中人民医院，在我的身边，处处都散发着医学人文的光辉。譬如在肿瘤科，我们的医务人员用实际行动让医学人文指导自己的工作实践，实施临终关怀与安宁疗护，以爱心、耐心、细心和责任心认真对待每一位患者。有的患者已经处于癌症的终末期，面临多种并发症，非常痛苦，但是我们的医务人员以精心的治疗、细心的呵护和耐心的安慰，尽可能使他们在生命的最后阶段舒适、平静、安详、尊严地度过。有些患者去世后，家属还送来锦旗和感谢信，感谢医护人员对患者的关心和照顾，这令我们很感动。

病魔的无情让患者和医生在共同抗击疾病的过程中成为亲密的战友，在这个并肩作战的过程中，患者更能体会到医生的无私奉献，给患者以生活的信心、勇气和力量。医患共策的目的，就是医患携手战胜病魔带给我们的痛苦和绝望。

从长远来看，医患共策能够给医患双方带来真正的相互理解。让患者参与医疗方案的决策，使患者感受到的是尊重。其实，医患共策的关键就是做好"尊重"这两个字的文章。

医生并非万能，医院也无法做到"包治百病"。医患共策是针对患者的病情以人文的方式进行的专业性沟通，医生充分尊重患者的知情权、选择权，充分了解患者的病情与家境，充分满足患者的心理需求和医治诉求，充分同情患者的无奈绝望与忧伤悲寂，同时明确无误地告诉患者或家属真实的情况和所要采取的治疗措施，以及为什么要这么做。

医患共策一方面让患者对自身疾病的各种可能性做好心理准备，另一方面让医生基于专业评判告知患者在这个治疗过程中自己会怎么做、可能会出现什么意外、患者的义务和医生的义务分别是什么。医生把疾病的相关情况和医患双方的责任和义务坦诚交代清楚，让患者基于此做出客观、合理的选择。

其实，也许在许多患者看来，他们真正决策的主题不可能是专业上的优劣，而是生活上的好坏。患者不同于医生，他们关注的肯定不只是疾病的发病机理，更是医生是否真的对他们好，这个好也许包括手术切口是否漂亮，术后伤口是否疼痛，住院花费能否承担，出院后是否可以正常地工作，能否和以前一样可以穿上比基尼去海滩……

良好而健康的医患关系，医生需要扮演的是"引导者"和"建议者"，而非"决策者"，在医疗服务的过程中，真正体现出对患者权利的尊重。

医患共策，携手战胜病魔带给我们的痛苦和绝望，生命可以变得更加美好！

愿生命的告别，
是一场最美的谢幕（上）

临终关怀是一种专注于患者在将要逝世前的几个星期甚至几个月的时间内，为了减轻患者所患疾病带来的生理和心理痛苦所设置的医疗护理，是一种对个体生命的终极关怀。临终关怀的本质是对无望救治的患者的临终照护，它不是以延长临终患者生存时间为目的，而是以提高临终患者生命质量为宗旨：对临终患者采取生活照顾、心理疏导、姑息治疗、疾病护理，着重于缓解患者的痛苦，消除患者及家属对死亡的焦虑和恐惧，保证临终患者活得尊严，死得安逸；还为家属提供包括居丧期在内的心理、生理关怀、咨询及其他项目服务。

临终关怀坚持生命神圣论、生命质量论、生命价值论相统一的原则，通过尊重临终者的意愿和人格尊严，临终者最终能够尊严、安逸地辞世。当前，我国一些医院或者老年疗养院已经开始开展这项服务，但尚属初级阶段。临终关怀在国际上颇受重视，不但拥有较高的水准，还为此特别成立了"世界临终关怀及舒缓治疗日"。

所谓缓和医疗（Palliative Care），也被译为舒缓医疗、舒缓治疗、舒缓疗护，含义相近的名字还有安宁疗护、宁养、姑息治疗、尊严生、尊严死等。缓和医疗与临终关怀的概念基本一致，其他用得相对较多的是舒缓医疗、安宁疗护。

缓和医疗于 1967 年在英国发端，针对患有不可治愈性疾病、终末期慢性病或濒临死亡的患者，不以治愈为目的，而是通过预防和减轻患者的生理和心理痛苦，尤其是控制疼痛和其他疾病相关的症状，以此来提高他们的生存质量。由此可见，缓和医疗其实就是临终关怀的临床治疗原则，其内涵是完全一致的。1990 年，缓和医疗正式成为世界卫生组织医疗体系的重要组成部分。

2004 年，英国首先把每年 10 月份的第一个星期六作为"世界临终关怀及舒缓治疗日"。这一做法得到了分布在全球的数十个国家临终关怀及舒缓治疗组织的积极响应与大力支持。通过这一天的全球性活动，进一步提高人们对临终关怀重要性的认识，寻求对临终关怀的资金支持，促进全球范围内临终关怀及舒缓治疗服务机构的发展，造福全人类。

当面临危及生命的疾病时，如何在治疗的同时缓解患者的心理痛苦，就是临终关怀与缓和医疗所要讨论的事。

就社会公众层面而言，医学的发展与进步让公众对疾病诊治水平的期望度越来越高。而实际上，因为医学自身的局限性，当前并不能实现"包治百病"，这就意味着我们每个人都会走到生命的终点。

作为医务人员，我们非常清楚，在目前的中国，生命将尽的患者通常会被动地接受"过度治疗"，这是"不能说出的真相"。很多人认为尽孝就是让父母亲"多活一秒钟"，在"生命至上""只要有一口气，就要全力抢救""死马也要当活马医"的传统观念指导下，很多毫无生还希望的终末期患者，有些甚至早已神志不清、进入脑死亡阶段，却还在继续做着大量效果甚差乃至没有任何效果的有创治疗，使用着昂贵的进口药物和耗材，身上插满管子，赤裸裸地躺在病床上，在一次次抢救的嘈杂声中，延续着折磨人的痛苦，生命的尊严荡然无存。与此同时，宝贵的卫生资源被大量浪费。

我们常常在问，这种现象究竟是什么原因造成的？答案其实很清楚，这是传统陈腐观念的僵化，是救死扶伤宗旨的异化，是医学走向市场化的弊病，是科技发展的悲哀！

这些年来，一次次从医生的职业层面做反思，我会产生这样一些想法：死亡是必然的结果，它是我们每个人都必须直面的客观事实，无法回避。当那一天终于来临的时候，我们无论采取什么样的措施，积极的或消极的，主动的或被动的，邀请最著名的医生会诊，使用最昂贵的药品、设备、耗材，然而最终仍是一个无法抗拒的结局——死亡。

死亡确实是一件令人悲伤而痛苦的事情，人世间许多有意义的事情还没有做完，许多该尽的义务还没有尽到，亲情是如此至深，友情是如此厚重，爱情是如此甜蜜，而这硬生生的别离使人阴阳两隔，怎不令人心酸，肝肠寸断。

面对永远的分离，面对美好生命的消亡，尤其是各种疾病的晚期，生命游离徘徊在死亡的入口，现代医学又一筹莫展，我们应该以怎样的姿态去帮助在临床上已进入濒死状态的临终患者度过生命的最后时刻呢？我们又应该如何对临终患者进行最后的医学人道主义关怀呢？

走笔至此，我想起了美国医生特鲁多的格言："有时去治愈，常常去帮助，总是去安慰。"当现代医学已经无法阻止生命消退的步伐时，给患者及家属以安慰，用人文的关爱去呵护生命最后的旅程，努力减轻患者的生理和心理痛苦，让患者有尊严地、安详地故去，应该是我们医者最起码的作为。医生必须懂得敬畏生命，珍惜与生命的每一次交会，这应该成为医德的底线。面对已无法治疗的疾病，医生必须在患者面前展现出人性的悲悯、大医的关爱，用面面俱到的呵护去帮助患者走好最后一程，这才是我们所推崇的临终关怀——一种体现了医学人文情怀的人性传递。

作为新时代具有临床专业知识的医生，我们有责任宣传和倡导临终关怀。对那些毫无康复希望的晚期患者，应该大力提倡缓和医疗，把医疗从治愈患者转向安慰和关心照料他们，用科学的疏导方法、精心的护理照顾、暖心的心理安慰、对症的处理和适当的支持疗法，最大限度地减轻他们躯体和精神上的痛苦，重视他们的生命品质，维护他们的生命尊严，帮助他们在人生旅程的最后阶段获得人性的温暖，充实地、安详地、有尊严地故去。

临终患者最需要的是家庭的温暖、医务人员的安慰与关爱、人与人的接触和没有痛苦，作为一个社会成员，他们需要保持其身份的尊严。临终关怀就是把医疗从治愈患者转向安慰和关心患者，增加临终患者的舒适与快乐。可以说，临终关怀是生命在夕阳中的最后一份守望。

愿生命的告别，
是一场最美的谢幕（下）

事实上，世界卫生组织对于临终关怀的缓和医疗"三原则"，传递的正是人性的温暖：一是重视生命并承认死亡是一种正常过程；二是既不加速，也不延后死亡；三是努力提供解除临终痛苦和不适的办法。缓和医疗既不让终末期患者等死，也不建议他们在追求"治愈"和"好转"的虚假希望中苦苦挣扎，而是要在最小伤害和最大尊重的前提下，让他们的最后时日尽量舒适、宁静和有尊严，减少"活受罪"，走得安详又温暖。

缓和医疗既可以被理解成在不可抗拒的死亡和有局限的医疗手段面前的"示弱"，也可以被理解成对人本质深入思考后，文明和理性的结晶。

在我国，如果患者遭遇了重大疾病，通常医生会先告诉患者家属，而大多数家属会对患者隐瞒。在这种情况下，患者对自身的病情往往知之甚少，更谈不上选择何种治疗方式。当疾病到了末期，患者往往不再有选择的能力，但常规的治疗可能给患者带来较大的痛苦，很多患者是不愿意接受的。

那么，这个时候，到底由谁来决定是否实施缓和医疗？结合我国当前的国情，实施临终关怀、接受缓和医疗，应该经过患者本人、家属和医生三方同意，签署相关的《知情同意书》，并遵从以下原则：

提供缓解一切疼痛和痛苦的办法；将死亡视为生命的自然过程；既不加速也不延缓死亡；综合照顾患者的心理和精神需求；用系统方法帮助患者过尽量优质的生活，直至去世；用系统方法帮助患者及家庭应对面临死亡的危机；以专家协作的团队满足患者及家属需求，包括丧亲辅导；提升存活质量，积极影响疾病过程；有时也适用于疾病早期，与其他疗法，如化疗或放射共同使用以达到延长生命的目的；更好地管理并发症带来的所有痛苦。

由上可知，缓和医疗主要具有以下价值：在生命失去重量时怎样重新恢复生命的重量，当生命失去速度后怎样保持生命的速度，怎样为失重失速的生命提供温暖的支撑！陪伴、见证、抚慰、安顿……把一个临终患者的死亡过程变成意料之中的离去，甚至包括遗体的捐献，都需要医护人员的安顿与照护。

生如夏花般绚烂，逝若秋叶样静美。撰写这篇文章，目的在于提出一种对死亡的思索、对生命价值的衡量和对医学救治的沉思，宣传一种有悖于传统的生命观念，期望能唤起大众对临终关怀与缓和医疗的关注，同时也希望政府能将临终关怀纳入社会保险体系之中，加大对社会福利事业的投入，使临终关怀能够从医院走向社区，走向家庭，在我国顺利实施。

走笔至此，想到了首都医科大学和中国生命关怀协会李义庭教授对中国临终关怀医疗服务体系建设的研究报告，他认为中国需要制定"国家临终关怀发展战略"。因为，以习近平同志为核心的党中央认为，要把人民健康放在优先发展的战略地位，实现从胎儿到生命终点的全程健康服务和健康保障。坚持问题导向，抓紧补齐短板，显著改善健康水平。而临终关怀就是人民对美好生活的一种需要，是建设健康中国必然实施的一项重要内容。

然而，临终关怀在我国起步晚，阻力较多，目前在世界上排名很靠后，是一个明显的短板。在英国经济学人信息部（EIU）公布的《2015年死亡质量报告》中，英国的临终患者死亡质量排在全球第1位，澳大利亚和新西兰紧随其后，我国台湾地区排名第6

位、香港特区排名第 22 位，而中国大陆的排名却落在了第 71 位。

以上排名以五大类指标为依据，包括姑息治疗与医疗环境、人力资源、医疗护理的可负担程度、护理质量、公众参与水平，应该说内容比较全面，可以说明一些问题。

可喜的是，党中央、国务院颁布的《"健康中国" 2030 规划纲要》中已经把安宁疗护列为促进健康老龄化的一项任务，国务院在"十三五"国家老龄事业发展和养老体系建设规划中也提到了要加强老年临终关怀机构建设。

目前，中国已经成为世界上老年人口最多的国家，据国家统计局最新数据，60 周岁及以上人口为 21 090 万人，占总人口的 17.3%，其中 65 周岁及以上人口达 15 831 万人，占总人口的 11.1%。当一个国家或地区 60 岁以上老年人口占人口总数的 10%，或 65 岁以上老年人口占人口总数的 7% 时，即意味着这个国家或地区的人口处于老龄化社会。中国老年人口比例已经严重超标了。

在国家有关部门和政府卫生主管机构的支持下尽早制定、投资和实施"国家临终关怀发展战略"，应涉及所有疾病和老年人现代照顾的视角和实践，包括老年医学、老年护理和老年人的精神健康服务，探索一条适合我国国情和社会发展阶段的临终关怀医疗服务模式体系。

我国临终关怀事业的发展，需要政府政策的支持。目前，我国临终关怀事业的发展有一个很大的制约因素，那就是政策支持的力度不够，当前实施的公费医疗报销制度、医疗保险制度、大病统筹制度等没有完全覆盖临终关怀机构。现实中，许多单位对入住临终关怀机构的患者的药费、住院费、检查费等不予报销，这样就使大批需要临终关怀的患者被拒之门外。因此，在发展临终关怀过程中，政府应加大对临终关怀事业发展的经济投入和政策支持。

同时，还要加强对公众临终关怀的教育。加强临终关怀宣传和知识的普及，提高公众意识，转变旧的生死观念，把死亡看作是一件正常的事，不必恐惧和担忧，摒弃临终前医疗上"死马也要当活马医"的传统观念，拒绝"无效医疗"及其带来的巨大的身心痛苦和经济负担。逐步接受疾病知情权和医疗参与权，保持人生的最后尊严和拥有最好的生命质量。

临终关怀是一项伟大的事业，是一项朝阳事业，是造福于人类的事业，是值得医务人员投入的光荣事业。由衷地希望我国的临终关怀体系早日构建成功，使临终患者在走向无可奈何的人生终点时，能让生命享受到关爱，享受到尊严，在人生的舞台上披着夕阳完美地谢幕。

在写这篇文章的时候，经过同事的推荐，我读到了阿图·葛文德医生所写的《最好的告别——关于衰老与死亡，你必须知道的常识》一书。阿图是任职于美国哈佛大学医学院的外科教授，还是民主党政府的医改顾问。他以一位资深医生的视角，用真实的故事展示了大量对病、老、死问题的心理学和社会学的实证研究成果，提出了临终医疗、护理和养老的发展之道——姑息治疗和善终服务，即在积极治疗无效和死亡之间的全新医学与护理阶段，不以治疗为主，而是帮助患者减少痛苦，在亲人的陪伴下，在善终服务医护人员的调理下，安宁地度过生命的最后时光。

然而，在中国却很少有人具有阿图这种理念，医疗技术的进步让我们太过关注结果，执着于延长生命，却忽略给予患者更多的安慰与陪伴，忽略了这一过程中患者正在承受的痛苦。由于文化观念的原因，中国人大多不能坦然地面对死亡，甚至忌讳谈论死亡，但越是忌讳则越是一个问题。当终末期患者在经历着无比痛苦的煎熬时，很多家属还在要求"不惜一切代价全力以赴地治疗"，以此来弥补自己内心的遗憾和良心的不安。

接纳死亡，应该是我们人生的一部分，我们应该明白什么时候要努力去救治，什么时候要懂得放手。古希腊哲学家说："干扰我们的不是事物的本身，而是我们对事物的态度。"这句话讲得实在是太好了，值得我们好好去思考。

《最好的告别——关于衰老与死亡，你必须知道的常识》一书中列举了好几个得到善终服务的老人。其中讲到，标准医疗和善终护理的区别并不是治疗和无所作为的区别，而是优先顺序的不同。善终服务是让护士、医生、牧师和社工帮助疾病晚期患者在当下享受有可能最充分的生活，其目标是解除痛苦和不舒服，而不是关注生命的长短。这是一种新的理念，也是死亡的新模式，是我们值得借鉴的。刚读完此书，就迎来了台湾慈济医院的老师们来吴中人民医院给我们做医学人文培训。在他们的介绍中，我第一次了解到了慈济医院的心莲病房。

所谓心莲病房，其实是以尊重生命、维护癌症晚期患者（现在也收其他疾病的终末期患者）享有生命尊敬权为宗旨而设立的临终关怀与安宁疗护病房，结合医生、护士、心理师、营养师、志工，为患者提供临终关怀与安宁疗护的专业服务。

心莲病房的病区走廊宽大又明亮，墙壁上挂着很多图画，专门的会客区里摆着舒适的沙发，给人以很温馨的感觉。这里不忌讳谈论死亡，而是以不同于传统的生死观去坦然面对与谈论死亡，墙上贴着大大的"预立医疗自主计划"宣传画，上面赫然写着："对于生死，要听！要说！要看！"

为了充分尊重不同患者及家属的宗教信仰，在心莲病房设有祷告室。令人赞叹的是，他们还设置了"屋顶农场"，用来鼓励癌症患者通过亲手种植，看着蔬菜发芽、成长、开花、结果所展现出的旺盛生命力，唤起他们对生活的热爱和对治疗的信心。

心莲病房实施的是临终关怀与安宁疗护，这里没有想象中的悲哀，而是充满了欢声笑语。这笑声，告诉了我们另一种面对死亡的选择：如果死亡是生命本身具有的，如果理解死亡也可以是爱的见证和延续，那么抓住那段最宝贵的时间，亲人间互相道谢、互相道歉、互相道爱、互相道别，或许能给逝者和生者都带来最大的安慰。

什么样的爱，让你有勇气面对生命的最终？什么样的爱，让你以笑容掩盖身上的苦痛？如果说疾病使人的生命如同陷在淤泥中，在台湾慈济的心莲病房里，清莲绽放其中，呼吸着生命的甜美，吐露着感恩的喜悦。

　　生要生得愉悦，死要死得坦然，这应该成为我们生命圆满的标志。愿每个人生命最后的告别，都是人生的一场最美谢幕！

特鲁多医生的墓志铭

　　在美国纽约东北部的撒拉纳克湖畔，静卧着一座不起眼的坟墓。近百年来，世界各地一批又一批的医生怀着朝圣之心来到这里，拜谒一位长眠于此的医学同行——爱德华·特鲁多医生，在此寻找医学人文的踪迹，重温镌刻在他墓碑上的一则墓志铭。

　　这则墓志铭，只有简单的三句话：

To Cure Sometimes,

To Relieve Often,

To Comfort Always.

翻译成中文，简洁而富有哲理：

有时去治愈，

常常去帮助，

总是去安慰。

　　100多年前特鲁多医生的这则墓志铭，吸引了当今医务界众多的目光，它对于今天的医学而言有哪些现实意义呢？我们又应该怎样去理解其中所蕴含的医学人文思想呢？

　　要回答这些问题，首先要了解特鲁多医生这个人。下面，就让我们回到100多年前，走进他的人生。

　　1848年，特鲁多出身于纽约市的一个医药世家，20岁进入哥伦比亚大学医学院。当他还是个医学生的时候，就被确诊患了肺结核。当时，医学界对肺结核尚无有效的治疗手段，属于不治之症。1873年，25岁的特鲁多被结核病折磨得痛苦不堪，他怀着无奈与悲戚只身来到纽约东北部荒凉的撒拉纳克湖畔，远离城市的红尘喧嚣，一个人静静地回忆自己的生命历程，等待着死神的到来。

可是，年轻的生命，少得可怜的人生阅历，又有多少往事可以回味？静默得难以忍受了，特鲁多便与大自然来一次亲密接触。他或在撒拉纳克湖边漫步，或进入阿迪朗代克山林深处打猎。时光就这样在不经意间，被一天天消磨掉。

一段日子过后，他惊奇地发现自己不但没有死掉，身体反而在日益好转，体力也有了很大的恢复。健康状况的好转，心情的愉悦，又激发出他的学习兴趣。很快，他就回到学校，顺利完成了自己的学业，并一步步获得了博士学位。

就这样，特鲁多开始了自己在城里的行医生涯。奇怪的是，每当他在城里住得久了，结核病就会复发。然而，一旦回到撒拉纳克湖畔生活一段时间，又会恢复体力和心情。

1882 年，特鲁多干脆将全家迁居到了撒拉纳克湖畔，并用朋友捐赠的资金，创建了美国第一家专门的结核病疗养院——阿迪朗代克村舍疗养院，通过在空气新鲜的自然环境里的静养、细致周到的照料以及使用辅助药物等综合手段来治疗结核病。

随后，他建立了美国第一个肺结核研究实验室，他的工作走在了美国结核病治疗和研究领域的前沿，是美国第一位分离出结核杆菌的医生，成为美国的知名结核病学专家。他对患者生理和心理上的许多人性化的照料方法，至今仍被沿用。

1915 年，特鲁多终因结核病去世。他被葬在撒拉纳克湖畔，在他的墓碑上，就镌刻着这则流行于今天医学界的墓志铭。

我以为，特鲁多医生这则墓志铭，其实是他作为一个患者与病魔抗争和作为一名医生行医几十年的一个人生经历总结，他将其凝结成这三句话，于不经意间成就了一段医学格言。

他是一名医生，又是一个患者，双重身份使他对医生职业有了更深的感受。这三句话，是他身为医生在面对一个无奈的客观现实（包括他自己所患的结核病这个不治之症）时的坦率表述，是直面患者（包括他自己）求助而受困于医学的局限性时的心灵拷问。

特鲁多医生的墓志铭讲出了他作为患者的痛苦，也讲出了他作为医生的无奈。其中蕴含了患者对生命的体验，以及医者的一颗悲悯之心、一段复杂情感和一种理性谦卑。

这则墓志铭既道出了医学科学不完美的现实，又揭示了医疗服务的真谛和作为一名医生对患者应尽的人文关怀。简短的三句话，看似满含无奈，其实格外温情，从另一个角度对医学进行了诠释，展示了医学的真实面貌，表达了医学对生命的敬畏和对人性的尊重，弥漫出暖人的人性温度。

特鲁多说："医学关注的是在病痛中挣扎、最需要精神关怀的人，医疗技术自身的功能是有限的，需要用沟通中体现的人文关怀去弥补。"他的这段话，是他作为医生与患者双重身份的切身体会，是由内心深处升腾起的对医学的感悟。

事实上，医术固然重要，但许多时候却很有限，医疗之外，帮助与安慰患者应该成为医学的重要组成部分。在积极治疗的同时，与患者做心与心的沟通，给患者以帮助、鼓励和安慰，应该成为医生的日常行为，其意义远远超过药物及手术治疗。

医疗技术有它的先进性，但更多时候是它的局限性，技术之外，医生还应该有更加重要的东西，那就是用散发着暖暖体温的双手去安抚患者，用蕴满真爱的温情去关爱患者。

安慰，是一剂精神的良药；

安慰，是一种人性的传递；

安慰，是一份医者的责任。

作为医生，我们不可能治愈每一个患者，有时甚至无法向患者提供任何医疗的帮助。但是，我们可以从其他方面去帮助患者，在治疗、帮助的过程中，更多地去安慰他们，使他们病痛的心灵得到慰藉。

有时、常常、总是——这三个台阶，对于医学和医生来说，是如此重要，如此充满责任，如此充满人情味。

特鲁多医生的墓志铭，或者说这段100多年前的医学格言，其实就是乔治·恩格尔"生物—心理—社会"医学模式的直白表达，也是马斯洛"基本需求层次理论"的一个具体体现，字里行间蕴含着医者的职业操守、理性谦卑和人性悲悯，其至深的人文情怀，触动着我们的心灵。

医学是人学，具有特殊的属性。以"生物—心理—社会"医学模式实施人本位医疗，提供人性化的服务，需要的不仅仅是药物和手术刀，还要有微笑与语言、温馨与关爱、呵护与安慰，在治疗疾病的同时向患者传递亲人般的温情。作为一名医生，应该用心灵和人文去面对每一个患者，而不仅仅依靠技术去治疗疾病。从某种意义上讲，对于许多疑难杂症、慢性病、恶性肿瘤晚期来说，帮助、安慰的意义更为重要。

有时去治愈，简洁的五个字道出了医学的局限性。医学的局限性就在于医学的特点是研究人类自身，而人类自身的未知数还很多。医生需要丰富的科学知识和实践积累，但现代医学真正能够治愈的疾病还很少。这种局限，源自每个生命个体的复杂性和医生作为凡人的局限性，我们要客观、理性地看待医疗技术和医生，不能把医生的技术想得无所不能。面对病魔，患者必须接受医生不能治愈一切疾病的残酷现实，虽然医生已经竭尽了全力。当前，医学可以做到让患者有尊严、没有恐惧地离去，但医学不能挽救每一个生命。

常常去帮助，强调了医生的职业态度。医生的职责是治病救人，虽然现阶段我们只有少得可怜的治疗手段，不能包治百病，但应该善待生命，把医学演绎成一种善良人性和友爱情感的表达。当我们在用药物和手术刀去驱赶病魔的时候，应该竭尽全力去关心患者，帮助患者，为患者解除心灵的痛苦。向患者提供帮助，给患者以援助，是一个医生必须具备的最基本的素质。

总是去安慰，表达了一种人性的传递，体现了医学的人文性。医生必须懂得敬畏生命，这应该成为医德的底线。面对患者渴盼的眼神，特别是面对已无法治疗的疾病时，医生必须在患者面前袒露出人性的悲悯，展现出大医的关爱。当医生已不能对患者提供医学帮助时，安慰患者应该是最起码的作为，这是心灵的升华。

医乃仁术，是一门以心灵温暖心灵的科学。虽然医生不能包治百病，但能够善待患者。一个有良知和悲悯之心的医生，除了"有时去治愈"疾病外，对待患者要"常常去帮助"，更要"总是去安慰"患者，这恰恰是我们医生职业的闪光点，也是最能感动人心的地方。因为，除了疾病本身，患者心理上的惊恐和孤独无助也非常需要这种"帮助"和"安慰"。以人为本，以患者为中心，从来都是"医"之根本。一旦抽去了医学的人文性，医学的本质也就被彻底抛弃了。特鲁多医生的墓志铭，不能不说是他对现代医学最伟大的贡献。

遥远的撒拉纳克湖畔的这则墓志铭，让我们对医学真谛有了最清晰的知晓。医学是一门需要博学的人道主义职业，是科学与人文的交集，科学求"真"，人文讲"善"。医生作为一种职业，其核心应该是"人道"。医生不但是人类生命的工程师，更应是患者心灵的按摩师。作为医生，我们应该时时重温特鲁多医生的墓志铭，并将它放置座右，成为我们职业生涯的指引。

让我们满怀同情与仁爱之心，用治疗、说明、安慰的方式去呵护患者，用人文的情感去善待患者，使白色圣殿里处处散发出人性的光辉。

医务人员的初心

记得几年前，我接到领导的任务，要写一篇关于医师职业精神的文章。说实话，从医十多年，好像从来没有思考过我的职业精神是什么。想到职业精神，突然想起当年进入医学院时，每个医学生都参加的那个郑重、严肃的医学生誓言宣誓大会。

高考对我来说是人生一大转折，相比那些大医们立志治病救人的崇高理想，我属于后知后觉且用心不纯的人，高考时我一心想报外语专业，怎奈填报志愿时，母亲想让我学医，而我敬重的老师想让我报考师范大学，做个光荣的人民教师。两相权衡之后，我选择了相对不"讨厌"的医学。是的，很惭愧，我真的没那么喜欢医学，只是不讨厌而已。进入医学院，过了兴奋的新生阶段，军训结束，在正式投入如火如荼的大学生活之前，我们迎来了学校的一个学生大会——医学生宣誓仪式。

"健康所系，性命相托。

当我步入神圣医学学府的时刻，谨庄严宣誓：

我志愿献身医学，热爱祖国，忠于人民，恪守医德，尊师守纪，刻苦钻研，孜孜不倦，精益求精，全面发展。

我决心竭尽全力除人类之病痛，助健康之完美，维护医术的圣洁和荣誉，救死扶伤，不辞艰辛，执着追求，为祖国医药卫生事业的发展和人类身心健康奋斗终生。"

虽然没有秉持着一心学医的志向入学，但是参加这个宣誓大会，听一位上了年纪的前辈领誓，那颤抖的、真诚的声音，着实打动了我，"健康所系，性命相托"，这份沉甸甸的责任，让刚刚窥见医学殿堂大门的我们，心有戚戚焉。

而后，五年寒窗，踏入真正的神圣医学殿堂，一路荆棘一路花香，这期间，有泪有笑，有彷徨，有困惑。实习期间，我一边苦学医疗技术，一边体会面对病魔无助的痛苦和患者不信任的尴尬。一度想过逃避这一切，于是参加了医学院留校任教的面试，一路过关斩将面试成功，收到学校的 offer。然而，真的要离开医生这个职业生涯的时候，我扪心自问，却还是舍不得那一身白衣，最终拒绝了留校当老师的机会。

毕业后进入医院，我开始面对真正的医学生涯。三年住院医师规范化培训，我苦中作乐，享受着作为医生的一切，艰辛、压力、成就感……由于医院工作需要，我同时负责医务科行政管理工作。一边临床、一边管理，往往是出夜班去开一个行政管理的会议，进夜班要在医务科办公室整理医政检查需要的数据，比起同年资的医生，我付出更多，但也学到了更多。时间少，接触患者的机会少，让我对每一个患者都格外重视，对每一例疾病都郑重对待，服务态度、治疗方案选择无不尽心，上级医生的指导，让我能快速审视自己的选择是否正确。同样的，在管理工作中，由于有临床工作的经历，我更能体会患者与医生的感受，尽量在规范管理和人性化行政两者中找到平衡。

正所谓所有的路都不会白走，所有的苦也不会白吃，我的成长经历让我看待医学的视角更加全面。如果世界上有神圣，那么救死扶伤就是神圣的事情；如果世界上有震撼，那么真心去帮助患者解除病痛就是最震撼人心的事；如果这个世上有单纯，那么医护人员应该是最单纯的天使……

我不是苍生大医，也不会在行政上担任多大的职务，坚持临床也并不会带给自己多现实的利益，但是，让我坚持多年甘之如饴的临床，就是我理解的医生的初心。

因为，医生的初心就是在不管多难、多苦、多受诱惑的情况下，都会坚持关心患者，照护患者。这种生生不息、循环往复的爱，终将回报我们，因为每个人最终都会是患者。我们施与爱，我们也接受爱，这就是医务人员的初心。

也谈医生的职业素养

上周行政总值班，接到这样一个投诉：小孩生病看急诊，急诊儿科的医生告诉孩子爸爸，这是属于皮肤科的疾病，让他去看皮肤科门诊。孩子爸爸到皮肤科门诊排队，好不容易轮到了，皮肤科医生说："你挂的是急诊儿科号，不对，要挂皮肤科的号。"孩子爸爸回到急诊儿科，跟医生说明了情况，急诊科医生仍然说，直接拿急诊号就能看皮肤科。孩子爸爸又回去找皮肤科医生，皮肤科医生也坚持说急诊号不能用，要重新挂才行。于是，这个年轻的爸爸在一楼四楼之间多次排队多次奔波之后，愤怒地投诉到了行政总值班："我不是在乎重新再付挂号费，这两个医生简直把我当猴耍……"

这里我们姑且不去评论服务流程和服务规范，仅从人文角度谈谈医生的职业素养。评价一个医生是不是好医生，其实除了技术高低之外，还与很多其他的表现有关。

第一，换位思考。

上面所举的投诉案例，厘清了其实非常简单，急诊科的医生给患儿做了初步检查，认为是皮肤科的疾病，那就需要在门诊病历上注明转诊原因，让患儿家长交给皮肤科医生；或者更好一点，再给皮肤科医生打一个电话，交代一下病情，说明一下情况，免去患者奔波的劳累。

己所不欲勿施于人，怀中抱着哇哇哭的孩子，焦急地在两科室间奔波，患儿家长此时非常痛苦，但医生却没有站在方便患者的角度替人想一下，这个爸爸怎么能不生气不投诉呢？医生的职业素养这时就体现出来了，业内有个专业名词叫"首科首诊负责制"，"负责"不仅仅是负责专业技术，还有配套的医疗服务。所以，医生的职业素养体现之一就是换位思考的能力。

第二，仪容仪表。

对穿着打扮不讲究，就不是好医生吗？诚然，人不可貌相，高贵的灵魂不一定需要精致的衣服来包装。但是，你的能力和素养不会写在额头上，在没有机会用言行展示的时候，患者对你的第一印象评价还是仪容仪表。不要求多么高档精致，至少需要得体整洁。一个人衣着整洁不单是个人爱好，也是生活态度的反映，更是对人对事重视与否的反映。对患者来讲，看病过程中感受到被重视很重要，医生的正式着装就部分体现着这个感觉，因为患者会把这个与医生的职业态度等同起来。一个善于经营自己生活的人，应该也是一个热爱自己工作的人。

第三，医患沟通。

医患沟通是围绕医疗最重要的服务，因此也是医生职业素养的重要组成部分。沟通体现出医患的相互尊重与理解，无论是为了拉近距离的情感沟通，还是为了提升诊治效率的诊疗沟通，都要体现出医生的关爱之情。医生的能力不单体现在专业技术上，还体现在人文素质上，只有双双合格，才能助我们在医疗服务中飞得更高更远。医患沟通要求医生的人文素养是全面的，医患沟通的本质是医患在医学上产生共识，在心理上、感情上产生兼容和共鸣，医患沟通是医学与人文相结合的行为。

第四，正确处理工作中各种关系。

一向很羡慕美剧中医生那种一心救死扶伤，可以专注学术的环境，但其实，可能真正的理想环境是不存在的。尤其是在中国目前的情况下行医，医生不仅要善于处理与患者之间的关系，还要处理工作中的各种关系，比如与护士的关系，患者挂好号，第一站即分诊护士，是否能高质量地、确切地分诊到擅长的医生那里，绝对是考验护士能力的。护士是否对专业精通，是否对医生的专长很熟悉，这其实也和医生的沟通能力有关，向工作伙伴展示自己的能力范围也是医生职业素养的一种要求。医疗是团队作战，老话"三分医疗七分护理"也是这个意思，只不过现在涉及的科室更多，医生跟医技科室甚至后勤管理、保安服务等部门的沟通，也直接关系到患者体验。

　　这四点就是我理解的医生职业素养的人文部分，可以说是医生的软实力。在同等的医疗技术下，如果能注重这些方面的职业素养，我相信，患者的投诉率会低很多，相应地医患关系也会更加和谐。

大数据时代如何提升患者体验

  患者体验是最近十几年来比较时髦的词，医院管理会议上一直强调要注重患者体验。那么，什么是患者体验呢？患者体验就是患者的就医体验，是围绕看病所感受到的一切。早在十几年前，美国著名的克利夫兰医学中心 CEO 科斯格罗夫博士认为："如果一个医生仅仅有好的医术，那么他就只是一个优秀的工匠。良好的治疗效果还不够，我们必须做出改变来提高患者体验。"在他的任期中，他做出了种种改变，使克利夫兰医学中心的患者体验逐步提高：为了节约患者的时间和精力，他推出了以提高预约体验为中心的当天门诊、共享门诊和网络门诊，这一做法不仅方便高效，还顺便降低了高昂的费用。这些只是提升患者体验的很小一部分。

  患者体验不仅是装潢高档的大堂、绿意盎然的花园以及充满咖啡香味的候诊区，还是从患者的角度看待问题，从患者的需求拷问供应，从患者的需要要求治疗和护理……相信很多人还记得克利夫兰诊所拍的那段无声的短视频，时长只有 4 分多钟，没有一句对白，却把医学人文解释得非常透彻，片中医患的那种相互理解和共情，让人动容。克利夫兰诊所正是把从患者角度思考发挥到了极致，所以他们的患者体验才是代表全球医院的最高水平。

  为了评估患者体验，克利夫兰诊所站在患者的角度，一一考虑他们的需求。患者花钱看病，自然希望钱花得值。他们需要良好的医疗服务，也需要优质的基础服务，还希望能获得必要的人格尊重。

在大数据时代，在确定患者的分类需求之后，会很容易拿到精准的数据，知道患者更精确的需求。如果说大数据和农业结合，让身在上海的人通过拼多多尝到了贵州大山里的水果，那么大数据与医学结合，不但让贵州大山里的患者享受到上海的医疗技术，还可实时享受同等的医疗服务。这是沾了网络时代的光。不过，今天我们不谈远程会诊之类的话题，就以大数据时代如何提升本地患者的就医体验展开话题。

一是时间服务。患者从挂号到就诊完毕，需要经历排队挂号、候诊、付费、做检查，拿到结果后，再回诊室找医生看检查结果，然后付费、取药。遇到中西药房或者器械耗材窗口等不同地方，还得分成若干次排队。据统计，在三甲医院，患者初诊需要的时间平均为 4 小时，再算上路上的时间，看一次病平均耗时半天时间算是少的。

有的慢性病，在平稳状态下，患者一个月需要往医院跑一至两次，如果遇到急性发作的时候，一周跑一两次也属常事。将心比心，耗费如此多的时间成本，患者和家属哪里还能有好的情绪好的体验。

仔细分析就医流程，我们发现时间花费最多的地方，一个是候诊，另一个是缴费，要是能把这两个问题解决了，其他问题就迎刃而解了。候诊的问题，其实通过网上挂号预约或者电话预约就可以解决，预约制能把时间岔开，让高峰期的患者错峰就诊。

关于缴费问题，其实也很简单，可以让患者预交定金，然后每个环节的花费直接在系统扣除。事实上这个做法在我院一直没能实行起来，预交定金的难度比想象中的更难一些：其一是各个不同病种划定的预交定金额度不太好定；其二是对于经济条件不够好的患者来说，不一定乐意进医院就交那么多钱。我认为目前的实名制挂号已经把绝大多数患者的素质提升起来了。在大数据时代，实名制挂号实现了将患者的诚信与其经济能力相联系的可能，这为医院实施预交定金的做法奠定了诚信的基础。

二是就诊服务。要做到真正的预约，让患者体验到周到和温馨的服务，主要有两条：其一是及时对接预约的时间和医生，安排好等待顺序并让患者明确之，最焦灼的往往不是等多久，而是不知道等多久。参照麦当劳等成熟商业模式的经验，可以在等待过程中，信息系统中及时公布尚需等待几位患者。另外，医生助手可以在此期间根据病情判断出可能需要执行的检查并将其先做好，或者先将病史采集完成，以便让患者在有限的时间内与医生进行更多必要的交流。其二是在诊查完毕后，后续辅助检查或者配药的注意事项要由专人指点，还要有配套路标和指示牌以节省更多时间，将贴心服务延续到最后一个环节。

护理和医疗辅助本身就是医疗服务的组成部分，而服务体验是整体的，某一环节缺失或水平低下，就会导致整体评价的急剧下降，木桶理论在服务业体现得尤其明显。

三是延伸服务。患者到医院之后的每一步，包括停车、导医服务，甚至便利店、洗手间标识，都是患者体验的组成部分。针对行动不便患者的轮椅斜坡、停车位距离通道的远近、洗手间设置是否合理等，这些细节之处的标识是否可以清晰捕捉到，都是延伸服务需要考虑的。

医院在整体设计、运营过程中，如果能利用大数据在提升患者体验的问题上考虑更多，那么，我们的患者就真正得到了人性化医疗，这与医学人文相得益彰，相信和谐的医患关系就在眼前。

医道无疆，人文无价

我们必须懂得，要接近理想的医道，离不开医德的修炼和人文素养的提高。

作为当代医生，我们的目标应该是把自己塑造成医学家，而非医匠。要成就这一理想，被患者所爱戴，就必须不断提升心中的人文情怀。我们之所以学医、从医、行医，就是为了达到一种崇高的境界——大医的境界。

医学是有温度的，没有温度的医学，不是真正的医学。要做一个好医生，接近大医的境界，首先要自己有温度，只有这样才能给患者传递暖暖的温情。医术是一切技术中最美和最高尚的，但不是冰冷的，其中应该注入我们良心的温度，医生开给患者的第一张处方，就应该是关爱。

一个好医生，除了技术出众，还需具有仁爱之心和怜悯之情，具有慈善为怀和患者为本的胸怀。他的成长过程至少包含了以下两个方面：一是医疗技术的不断学习和提高，通过不懈努力，使技艺日臻化境；二是道德的自我净化，以敬畏、悲悯之心固守道德的底线，不断提升人文修养，追求理想的人格和优雅的人生。

医学的人文情怀集中体现在对患者的同情之心、怜悯之心和关爱之心上，体现在无论何种情况下患者的生命永远高于一切。可是当前，一些医务人员见病不见人，对患者语言生冷，态度冷漠，不负责任，让患者感到很伤心。究其原因，与长期以来我们不重视医德与医学人文教育，导致一部分医务人员医德滑坡和人文精神缺乏有很大的关系。

我们清楚地知道，医疗卫生事业是造福人民的事业，加强医疗卫生队伍的医德医风建设，关系到人民群众的切身利益，关系到千家万户的幸福安康。要树立医务人员良好的医德医风，一定要重视思想教育，教育形式可以多种多样，无论形势怎样变化，为人民服务的宗旨始终不能变，救死扶伤的人道主义道德观念始终不能变，以患者为中心的思想始终不能变。

从古至今，医生都把"大医精诚"奉为圭臬，这也应该是今天的医务人员所要追求的。医者在钻研业务的同时，要不断提升医德修养和人文情怀，多去帮助、安慰患者。一句不经意的问候，一个真诚的微笑，就可以温暖患者的心房，给他们以战胜疾病的信心。想患者之所想，急患者之所急，做患者之所需，用我们温馨的微笑和神圣的誓言，去构建和谐的医患关系，缔造人间爱的真谛。

古今中外，在探索医药真谛、治病救人的医疗实践中，出现过数不胜数的苍生大医和医德典范，他们无不遵循医道天德的古训，倡扬医学人文精神，心系患者，济世为怀，竖起了一面面德艺双馨的旗帜，为世人和业内外所传颂。

古希腊的希波克拉底是西方医学的缔造者，被西方尊为"医学之父"，他不仅创立了医学体系，还确立了医学道德规范，认为医师治疗患者应做整体考虑而不只是治疗器官疾病而已，医师应采取亲切的态度并使用自然力来帮助患者身体的康复，注重尊师重道、以患者的利益为优先，反堕胎、反毒药、反贿赂、反诱惑、保守患者的秘密等。他的这些医学思想，凝练成著名的《希波克拉底誓言》，成为留给后世的一份道德遗产以及西方众多医学院毕业典礼上的宣誓词，被医学界推崇至今。

我国唐代的孙思邈是古今中外医德医术堪称一流的名家，他在"大医精诚"中对医德的强调，对后世医者产生了深远的影响。"大医精诚"作为"东方的希波克拉底誓言"，已经成了一面每一位医务人员都应该用心观照的镜子。

近些年，我一直在不停地思考"医之魂"这个问题。医之魂，德也，医学的人文情怀也。在大力提倡医德医风的今天，加强医务人员的医德教育，加强人文建设，广泛宣传古今中外医德典范、希波克拉底誓言和大医精诚，帮助医务人员通过学习先进，树立正确的人生观、世界观和价值观，敬畏生命，懂得感恩，自豪于救死扶伤的神圣，自觉坚持"以患者为中心"的服务宗旨，主动遵守医德规范等，对于提升医务人员的综合素质，改善医患关系，促进医疗卫生事业健康快速可持续发展，一定大有裨益。

于是，近年来，我在给新进人员做岗前培训时，有意识地加入了一些有关"医学人文精神"的内容，期望通过对大家讲述医学人文精神，坚定大家的医学人文信仰，提升理念，振奋精神，进一步认识到我们所从事职业的神圣、崇高和伟大，用丰厚的人文情怀来对待我们的服务对象，把更好的人性化医疗服务献给我们的患者，为我国医疗卫生事业的健康发展提供一些正能量。

我们完全有理由相信，随着医药卫生体制改革的不断深入，医学科学的进步和医学人文价值的回归，医务人员的综合素质与道德境界必将得到不断提升，医学作为一门人学的暖暖的温度必将在白色圣殿里弥漫。医学终将进入超凡脱俗的人文境界，这是人类文化千年的期许，更是广大人民群众热切的渴盼。

医道无疆，人文无价！

参考文献

［1］艾钢阳. 医学论 ［M］. 北京：科学出版社，1986.

［2］中国中医研究院. 中医人物词典 ［M］. 上海：上海辞书出版社，1988.

［3］廖育群. 岐黄医道 ［M］. 沈阳：辽宁教育出版社，1991.

［4］邱鸿钟. 医学与人类文化 ［M］. 长沙：湖南科学技术出版社，1993.

［5］段德智. 死亡哲学 ［M］. 武汉：湖北人民出版社，1996.

［6］薛公忱. 医中儒道佛 ［M］. 北京：中医古籍出版社，1999.

［7］罗伊·波特. 剑桥医学史 ［M］. 张大庆，等译. 长春：吉林人民出版社，2000.

［8］何伦，王小玲. 医学人文学概论 ［M］. 南京：东南大学出版社，2002.

［9］阿尔贝特·施韦泽. 敬畏生命：五十年来的基本论述 ［M］. 陈泽环，译. 上海：上海社会科学院出版社，2003.

［10］周国平. 周国平人文讲演录 ［M］. 上海：上海文艺出版社，2006.

［11］陈晓红，等. 医学人文演讲录 ［M］. 北京：商务印书馆，2006.

［12］王一方. 医学人文十五讲 ［M］. 北京：北京大学出版社，2006.

［13］南京中医药大学. 中药大词典［**M**］. 上海：上海科学技术出版社，2006.

［14］张庆柱，张均田. 书写世界现代医学史的巨人们［**M**］. 北京：中国协和医科大学出版社，2006.

［15］秦银河. 医学人文讲坛［**M**］. 北京：清华大学出版社，2008.

［16］辛兵. 化茧成蝶——医学生学习之路［**M**］. 北京：中国协和医科大学出版社，2009.

［17］王一方，赵明杰. 医学的人文呼唤［**M**］. 北京：中国协和医科大学出版社，2009.

［18］裴庆双. 让人文精神照亮医学［**M**］. 沈阳：沈阳出版社，2010 年。

［19］刘志敏，吴晓球. 医师人文与艺术［**M**］. 北京：人民卫生出版社，2010 年。

［20］戴慧华. 医乃仁术——古今中外医德故事［**M**］. 上海：上海科学技术出版社，2010.

［21］希波克拉底. 医学原本［**M**］. 李梁，译. 南京：江苏人民出版社，2011.

［22］刘俊荣，刘霁堂. 中华传统医德思想导读［**M**］. 北京：中央编译出版社，2011.

［23］刘虹. 医学与生命［**M**］. 南京：东南大学出版社，2011.

［24］姚志彬. 春暖杏林——医德医风名言录［**M**］. 广州：广东教育出版社，2012.

［25］岑瀑啸. 医道凝眸——一位心脏科女医生的思考［**M**］. 天津：天津人民出版社，2013.

［26］王香平，刘芳. 医德修养［**M**］. 北京：中国协和医科大学出版社，2013.

［27］张大庆. 中国医学人文评论［**M**］. 北京：北京大学医学

出版社，2013.

[28] 张驰，张惠新，孙敬春. 如何做一名会说话的好医生 [M]. 北京：企业管理出版社，2013.

[29] 王平. 医之魂 [M]. 苏州：苏州大学出版社，2014.

[30] 孙增坤. 召回医学之魂——何裕民教授医学人文杂谈 [M]. 上海：上海科学技术出版社，2014.

[31] 李丽芹，王大成. 构建和谐医患关系医护人员读本 [M]. 北京：中国言实出版社，2013.

[32] 郎景和. 一个医生的故事 [M]. 北京：北京联合出版公司，2015.